I0844861

Naturkosmetik Selbst Herstellen

Schönheitsgeheimnisse| 300 DIY-Kosmetikrezepte mit ätherischen Ölen und Natürlichen Zutaten für Strahlende Haut, Gesunde Haare und ein Nachhaltiges Zuhause

Von john ferdinez

Vor der Vervielfältigung oder anderweitigen Reproduktion dieses Dokuments muss die Genehmigung des Herausgebers eingeholt werden. Daher können die darin enthaltenen Informationen nicht elektronisch übertragen, in einer Datenbank gespeichert oder beides werden. Bevor das Dokument kopiert, gescannt, fixiert oder in irgendeiner Weise gespeichert werden kann, muss der Herausgeber oder Ersteller seine Zustimmung erteilen.

Copyright © von Timothy M. Ross 2023. Alle Rechte vorbehalten.

Inhaltsübersicht

Einführung

Ein Gesicht und eine Haut, die attraktive Indikatoren für Jugend und Schönheit sind. Jeder möchte, dass seine Haut strahlt. Zeitliche Beschränkungen machen die Schönheitspflege zu Hause zu einer Herausforderung. Für Regeneration, Erneuerung, Nachwachsen und Wiederbelebung braucht Ihre Haut Zeit und Aufmerksamkeit. Es wäre unmöglich, den Tonus und die Qualität Ihrer Haut ohne grundlegende Pflege zu verbessern. Wir vergessen oft, dass eine strahlende Haut ein Anzeichen für eine gesunde Haut ist. Außerdem ist eine gesunde Haut der einzig sichere Weg zu einer strahlenden Haut. Es gibt zwar Schönheitsprodukte zu kaufen, aber ihre Wirkung beschränkt sich auf das Äußere. Darunter befinden sich Stoffe, die schlecht für den Körper sind. Um glänzendes, gesundes Haar, glattere Haut und ein schönes Gesicht zu bekommen, brauchen Sie weder scharfe Chemikalien noch viel Zeit. Sie können auf Bio umsteigen. Natürliche Behandlungen sind sicher und wirksam. Ein paar einfache, sanfte Verfahren reichen aus, um Ihr bestes Aussehen zu erreichen.

Mit Früchten, Kräutern, Gewürzen und anderen Zutaten können Sie Ihre eigenen natürlichen Schönheitsmittel für strahlende Haut herstellen. Was kann man sich mehr davon wünschen? Sie sind erschwinglich, erzielen dauerhafte Ergebnisse und bewirken Wunder. Eine gesunde Ernährung ist ebenfalls sehr wichtig. Wichtige Körperteile, die als Indikatoren für unsere allgemeine Gesundheit und unser Wohlbefinden dienen, sind unsere Hände und unser Gesicht. Die Herstellung einfacher DIY-Schönheitspackungen wird

Ihre Haut von innen heraus wiederherstellen und Ihnen den Teint verleihen, den Sie sich wünschen. Sie müssen verstehen, wie wichtig es ist, Ihre Haut vor zusätzlichen Schäden zu schützen. Andernfalls werden Sie sich fragen, warum keine Behandlung anschlägt, und Ihre Haut wird sich trotz Ihrer Bemühungen weiter verschlechtern.

Denken Sie daran, dass die größten Schönheitsgeheimnisse keine Patentrezepte sind. Zu einem jugendlichen und attraktiven Aussehen gehören auch ausreichend Schlaf, ein stressfreies Leben, eine gesunde Ernährung, Sport, viel Wasser und so weiter. Die natürlichen Kräuter können Ihnen auch helfen, Falten und andere Zeichen des Alterns loszuwerden, wenn Sie diese Tipps konsequent befolgen. Die preiswerten, rein natürlichen Schönheitsprodukte und Techniken in diesem Buch haben keine Nebenwirkungen.

Kapitel 1: Was Menschen, die natürliche Schönheitsmethoden anwenden, wissen und tun müssen

Achten Sie darauf, dass Sie Ihr Gesicht und Ihren Hals mit klarem Wasser waschen, bevor Sie eine Gesichtsmaske verwenden.

Nachdem Sie alle Lotionen, Cremes und das Make-up entfernt haben, waschen Sie Ihr Gesicht mit einer hochwertigen, nicht scheuernden Kosmetikseife. Tupfen Sie Ihr Gesicht nach dem Waschen mit einem sauberen Handtuch trocken.

Es wird empfohlen, ein heißes Bad zu nehmen, um die Poren zu reinigen und zu klären.

Vor der Anwendung einer Gesichtsmaske sollten Sie immer einen Patch-Test auf einer kleinen Hautpartie durchführen. Sollten die Ergebnisse auf eine Reizung oder Allergie hindeuten, entfernen Sie das Produkt sofort von Ihrer Haut und verwenden Sie die Maske nicht mehr.

Legen Sie sich nach dem Auftragen der Gesichtsmaske ein Handtuch unter Kopf und Hals. Legen Sie zwei mit Rosen- oder Lavendelwasser getränkte Wattepads oder zwei Gurkenscheiben auf Ihre Augen.

Eine Gesichtsmaske sollte nie länger als empfohlen getragen werden. Nehmen Sie sie nach der empfohlenen Zeitspanne sofort ab.

Sobald eine selbstgemachte Gesichtsmaske fertig ist, sollten Sie sie sofort verwenden. Die meisten dieser Gesichtsmasken können jedoch bis zu einer Woche im Kühlschrank aufbewahrt werden, wenn Sie noch welche übrig haben. Die besten Ergebnisse erzielen Sie jedoch immer mit einer frisch hergestellten Gesichtsmaske.

DIE BESTEN LEBENSMITTEL FÜR IHRE HAUTPFLEGE.

Selbst Schönheitsexperten legen großen Wert auf die folgenden Lebensmittel:

1. Täglich drei Liter warmes Wasser. Das lässt Ihre Haut strahlen und spendet ihr Feuchtigkeit.
2. Zu den grünen Gemüsesorten mit hohem Vitamin- und Mineralstoffgehalt gehören Amaranth, Brokkoli und Kohl.
3. Cantaloupe und Wassermelone bieten ausreichend Nährstoffe und Wasser.
4. Fisch, Huhn und mageres Fleisch. Sie können eine Fülle von Eisen und Eiweiß liefern.
5. grob gemahlene Bohnen und Körner. Sie versorgen die Haut mit spezifischen Nährstoffen, die sie braucht.

CHECKLISTE FÜR DIE SCHÖNHEITSPFLEGE DER HAUT

1. Trainieren Sie mindestens dreimal pro Woche, auch wenn es nur 30 Minuten sind. Die Haut strahlt mehr.
2. Vermeiden Sie das Rauchen.
3. Verwenden Sie natürliche Feuchtigkeitscremes und Reinigungsmittel.
4. Make-up sollte nie über Nacht aufgetragen werden; entfernen Sie es immer.
5. Rosenwasser macht Ihre Haut geschmeidig und weich; verwenden Sie es als mildes Gesichtswasser.
6. Wenden Sie kürzlich reife Papaya an, um sofort strahlende Haut zu bekommen! Massieren Sie Ihr Gesicht sanft mit einem kleinen Stück frisch geschnittener, reifer Papaya. Nach etwa fünfzehn Minuten Einwirkzeit spülen Sie es ab. Sie werden sofortige Ergebnisse sehen!
7. Waschen Sie Ihr Gesicht jeden Abend sanft mit einem milden Reinigungsmittel und spülen Sie es mit Rosenwasser ab.
8. Waschen Sie Ihr Gesicht jeden Abend mit einem sanften Reinigungsmittel und besprühen Sie es mit Rosenwasser.
9. Wenn Sie Mandelöl in der Nacht verwenden, können Sie mit strahlender Haut aufwachen.
10. Wenn Sie empfindliche Haut haben, versuchen Sie, einmal pro Woche kleine Mengen Rizinus- und Körperöle in Ihre problematischen Akneflecken einzumischen, nachdem Sie Ihre Poren mit warmem Wasser und Dampf geöffnet haben. Das hilft wirklich, auch wenn es vielleicht kontraproduktiv erscheint.
11. Haut, die zu Akne neigt und Unreinheiten aufweist, kann von einer 15%igen Konzentration von Teebaumöl sehr

profitieren. Tragen Sie es sofort auf die von Akne betroffenen Stellen auf und lassen Sie es über Nacht einwirken. Die Anwendung ist völlig unbedenklich, auch wenn Ihr Mund dadurch etwas trocken wird. Ihre Haut wird strahlend aussehen, wenn Sie am Morgen nach der Reinigung eine leichte Feuchtigkeitscreme verwenden.

Kapitel 2: Pflanzliche Hautpflegetipps für glatte, strahlende Haut

Ein großes Manko für Frauen im Allgemeinen ist eine strahlende Haut. Um eine schöne, strahlende Haut zu bekommen, experimentieren sie mit verschiedenen Kosmetika. Sie wissen nicht, dass strahlende Haut ein Zeichen für gesunde Haut ist. Ihr Körper sollte Ihre Haut jedoch mit Nährstoffen versorgen. Äußerlich aufgetragene Lotionen und Cremes können die Haut nicht von innen heraus nähren. Diese Präparate haben nur eine vorübergehende Wirkung. Die regelmäßige Anwendung chemisch hergestellter Kosmetika kann jedoch einige ungünstige Nebenwirkungen haben. Eine Handvoll Bio-Kräuter kann wahre Wunder für Ihre Haut bewirken. Wir alle sehnen uns insgeheim nach makelloser Haut und langem, glänzendem Haar. Hier finden Sie eine umfassende Liste von Schönheitstipps für eine schöne Haut zu Hause. Es geht um mehr als um Gesichtspackungen. Es werden auch einige Lebensmittel und andere grundlegende Hautpflegeprinzipien vorgestellt, die oft übersehen oder vergessen werden.

Sind Sie auf der Suche nach einem natürlichen Heilmittel, das Ihnen strahlende, gesunde Haut verleiht? Diese pflanzlichen Heilmittel funktionieren gut und sind sicher. Sie können eine gesunde, strahlende Haut bekommen und Falten und andere Zeichen der Hautalterung loswerden, wenn Sie diese Tipps regelmäßig anwenden.

Kapitel 3: 92 natürliche Wege zu einem klaren, hellen Teint.

1. Ernähren Sie sich so, dass die Haut klar bleibt: Letztendlich ist Ihr Gesicht ein Spiegelbild der Nahrung, die Sie zu sich nehmen. Ihr Körper braucht die Nährstoffe aus der Nahrung, um geschädigtes Gewebe zu heilen, Kollagen neu aufzubauen, neue Zellen und Knochen zu bilden, Enzyme und Proteine zu produzieren und andere Prozesse zu unterstützen. Ernähren Sie sich gesundheitsfördernd mit viel Obst, Gemüse, Ballaststoffen, magerem Eiweiß und komplexen Kohlenhydraten - Kohlenhydraten mit weniger gesättigten Fetten. Beeren sind das beste Lebensmittel für reine Haut, da sie reich an Antioxidantien sind, die den Alterungsprozess der Haut verlangsamen. Halten Sie sich von Drogen, Alkohol und Rauch fern, da diese den Alterungsprozess Ihrer Haut beschleunigen können.

2. Um Ihre Haut von innen heraus mit Feuchtigkeit zu versorgen, sollten Sie viel Wasser trinken. Die Entgiftung des Körpers ist eine der wichtigsten Funktionen der Haut und somit ein natürlicher Weg zu einer klaren Haut. Wenn du eine Menge Müll mit dir herumträgst, wird deine Haut nicht strahlen. Um klare Haut zu bekommen und Akne zu vermeiden, sollten Sie Abfallstoffe und Toxine ausschwemmen und viel Wasser trinken. Beachten Sie, dass Wasser nicht durch den Konsum von wasserhaltigen Getränken ersetzt werden kann, da

diese nicht die gleichen Vorteile bieten. Wasserhaltige Getränke wie Limonade, Tee, Kaffee und andere koffeinhaltige Getränke trocknen die Haut aus, anstatt sie mit Feuchtigkeit zu versorgen.

3. Trainieren Sie und reinigen Sie Ihr Gesicht: Giftstoffe und eine übermäßige Ölabgabe der Hautdrüsen sind die Hauptursachen für Ihre Hautprobleme. Regelmäßige Bewegung fördert die Blutzirkulation im ganzen Körper, auch im Gesicht, und hilft dabei, ein gesundes Gewicht zu halten. Die Poren Ihres Körpers, insbesondere die im Gesicht, öffnen sich beim Sport. Waschen Sie Ihr Gesicht nach dem Sport unter der Dusche, um Schweiß und Unreinheiten zu entfernen. Dies führt zu einer klaren Haut. Eine Hormonüberaktivität ist die Hauptursache für die Entstehung von Akne bei Jugendlichen. Häufige Bewegung hilft, die Hormonausschüttung zu kontrollieren.

4. Entfernen Sie Ihr Make-up vor dem Schlafengehen, denn Ihre Haut muss atmen können. Ihre Poren bleiben die ganze Nacht über verstopft, wenn Sie sich vor dem Schlafengehen abschminken, was eine klare Haut unmöglich macht.

5. Sorgen Sie für ausreichend Ruhe. Guter Schlaf ist wichtig, um die Haut gesund zu erhalten, verletztes Gewebe zu heilen und die Gefahr zu verringern, dass Sie Öl und Schmutz in Ihr Gesicht schmieren. Die Hauptursachen für Akneausbrüche sind Schmutz und Öl. Wechseln Sie mindestens einmal pro Woche den Bezug Ihres Kopfkissens. Wenn Sie schlafen, haften Öl, Schmutz, Speichel und Dreck an Ihrem Kissen, die dann bei jedem Einschlafen in

Ihr Gesicht gelangen und zu Akneausbrüchen führen können. Waschen oder wechseln Sie daher die Kissenbezüge regelmäßig. Wenn Sie lange Haare haben, binden Sie sie nach hinten, damit sie Ihnen nicht ins Gesicht fallen, wenn Sie schlafen. Auch dies hilft, Akneausbrüche zu verhindern.

6. Waschen Sie Ihr Gesicht jeden Tag, vor allem morgens und abends, um eine gute Hygiene zu gewährleisten. Dies hilft, das Wachstum von Bakterien zu verhindern und die Haut zu reinigen. Waschen Sie sich die Hände, bevor Sie Ihr Gesicht berühren oder reinigen, um zu verhindern, dass Keime oder Verunreinigungen von Ihren Händen auf Ihr Gesicht übertragen werden. Verwenden Sie ein sanftes Reinigungsmittel, um Ihr Gesicht zu säubern. Verwenden Sie für Ihr Gesicht niemals einen rauen Schaber oder einen kratzigen Waschlappen.

7. Verwenden Sie lieber biologische oder pflanzliche Produkte als künstliche, wenn Sie reine Haut haben wollen.

8. Vermeiden Sie es, an Ihren Pickeln zu zupfen, da dies Narben hinterlassen kann.

9. Hausgemachtes Peeling: Mischen Sie zwei Esslöffel Wasser und zwei Esslöffel Zucker. Verrühren Sie die Mischung, bis eine dünne Paste entsteht, und rühren Sie dann einen weiteren Esslöffel Zucker ein. Nachdem Sie Ihre Hände gewaschen haben, massieren Sie damit sanft Ihr Gesicht, bis es feucht wird. Sobald sich der Zucker mit dem Wasser vermischt hat, tragen Sie ihn mit einem Löffel auf eine Wange auf. Nach einer Minute sanft

kreisenden Auftragens des Zuckers auf die andere Wange, spülen Sie sie mit klarem Wasser ab. Fahren Sie mit der gleichen Technik auf der anderen Wange fort, gefolgt von der Stirn und dem Rest des Gesichts.

10. Verwenden Sie zerdrückte Bananen und Milch auf Gesicht und Hals als Schönheitstipp für eine strahlende, helle Haut.

11. Wenn Sie eine zarte, helle und strahlende Haut haben möchten, tragen Sie Honig 15 Minuten lang auf und/oder verwenden Sie ihn zusammen mit Quark, Lakritze oder Zitrone. Um die Haut mit Feuchtigkeit zu versorgen, sollten Sie dies jeden Tag tun.

12. Verwenden Sie Malai (Milchcreme) und Brotkrümel, um eine schöne, glatte Haut zu erhalten, die von innen heraus strahlt.

13. Chirongi (Sonnenblumenkerne) eine ganze Nacht lang in Rohmilch einweichen und dann zerdrücken. Beim Auftragen eine Prise Safran und Kurkuma verwenden. Bei konsequenter Anwendung lässt dieser Heimschönheitstrick selbst Menschen mit dunklem Teint heller und strahlender erscheinen.

14. Linsen, Quark oder Milch, Zitronensaft und Reis können für eine natürlich glattere, strahlendere Haut kombiniert werden. Verwenden Sie dafür verschiedene Tage.

15. Um Ihre Haut zu straffen, weich zu machen und ihr jugendliches Aussehen zu erhalten, verwenden Sie 20 Minuten lang Eiweiß und Honig.

16. Kochen Sie Kohl oder Kreuzkümmelsamen in Wasser, um die Haut schöner zu machen. Waschen

Sie Ihr Gesicht mit der entstandenen Lösung, um einen strahlenden Teint zu erhalten.

17. Verwenden Sie eine Mischung aus Mangoschalen und einem Teelöffel Milch auf Gesicht und Hals, um Ihrer Haut einen gesunden Glanz zu verleihen.

18. Mischen Sie einen Löffel Zucker mit einem Löffel Zitronensaft. Schrubben Sie Ihren Körper und Ihr Gesicht, bis sich der Zucker vollständig aufgelöst hat. Das ist ein wirklich hilfreicher Schönheitstipp für helle, empfindliche Haut.

19. Verwenden Sie die Mischung aus Maismehl und Eiweiß, um einen hellen, strahlenden Teint zu erhalten.

20. Massieren Sie Ihr Gesicht jeden Tag mit zwei Löffeln Zucker und drei Löffeln Babyöl. Dank dieses Schönheitstricks werden Sie eine babyweiche Haut haben.

21. Verwenden Sie täglich eine mit Zitronensaft vermischte Malai/Milchcreme, um eine natürlich helle, strahlende Haut zu erhalten.

22. Verwenden Sie je einen Esslöffel Milch, Honig und pürierte Papaya, um auf natürliche Weise eine schöne Haut zu bekommen.

23. Um eine natürlich weiche und strahlende Haut zu bekommen, mischen Sie einen Löffel Quark mit einem Viertel einer Orange. Das ist sehr effektiv, denn Orangen liefern Vitamin C, das die Haut nährt, und Quark enthält Milchsäure, die die Haut schön macht.

24. Für eine schöne und glatte Haut, mischen Sie einen halben Esslöffel Zimt und zwei Löffel Honig.

25. Verwenden Sie Rohmilch oder Milchcreme für eine schöne, seidige Haut. Um die Wirkung zu verstärken, mischen Sie sie mit einer kleinen Prise Safran. Reinigen Sie Ihr Gesicht mit Wattebällchen, wie in diesem Schönheitstipp beschrieben.

26. Tragen Sie Zitronensaft auf Ihr Gesicht auf, um helle, strahlende Haut zu bekommen. Kurkuma kann auch in sehr geringem Maße dem Zitronensaft zugesetzt werden. Ascorbinsäure, die in Zitronen enthalten ist, strafft die Haut.

27. Um auf natürliche Weise helle, seidige und strahlende Haut zu erhalten, reiben Sie Orangenschalen mit Quark oder Milch ein.

28. Um eine schöne, glatte und attraktive Haut zu erhalten, tragen Sie Mineralöl, Olivenöl, Jojobaöl, Mandelöl oder Kokosnussöl auf Ihr Gesicht auf. Geben Sie eine winzige Prise Safran in das Öl.

29. Um eine natürlich weiche, strahlende Haut zu erhalten, tragen Sie Aloe Vera Saft auf.

30. Verwenden Sie eine Mischung aus Zucker, Sonnenblumenöl, 1/2 Löffel Glyzerin und 2 Löffel Rosenwasser, um auf natürliche Weise weiche, strahlende Haut zu bekommen.

31. Um Verfärbungen oder Flecken aus dem Gesicht zu entfernen, tragen Sie eine Mischung aus Banane, Honig, Kartoffel und Bergamotteöl 20 Minuten lang auf Ihr Gesicht auf. Die Kartoffel ist ein natürliches Schönheitsmittel.

32. Um eine klare und strahlende Haut zu erhalten, mischen Sie zwei Gläser Wasser mit Minze-, Lavendel-, Pfefferminz- oder Kamillenblättern und dämpfen Sie Ihr Gesicht. Wiederholen Sie dies alle

fünfzehn Tage. Diese Kur ist wirksam, wenn Sie Akne im Gesicht haben.

33. Reinigen Sie Ihr Gesicht einmal täglich mit Süßholz, Neem (Margosa) und Kichererbsenmehl oder Fuller's Earth (Multani Mitti). Mischen Sie alle Zutaten mit Milchcreme für trockene Haut; mischen Sie sie mit Gurke für fettige Haut. Das ist die perfekte tägliche Schönheitsroutine für die Reinigung Ihres Gesichts.

34. Um die Poren zu verkleinern, verwenden Sie Maismehl oder Haferflocken gemischt mit Gurkensaft.

35. Mit einem Esslöffel Quark, zwei Löffeln Gerstenmehl und einer kleinen Prise Kurkuma können Sie Ihr Gesicht schrubben. Das Ergebnis ist eine schöne, samtige und strahlende Haut.

36. Ein Schönheitstipp für Haare und strahlende Haut ist die Anwendung von Quark und Kurkuma.

37. Kombinieren Sie Mandelpulver, Milchcreme und Rosenblütenblätter, um Ihrer Haut einen sanften, rosigen Glanz zu verleihen.

38. Mischen Sie für Ihr Gesicht einen Löffel Tonpulver mit einem Löffel Honig. Um eine natürlich glatte und strahlende Haut zu erhalten, mit warmem Wasser abspülen.

39. Tragen Sie 20 Minuten lang Honig und Tomaten auf Ihr Gesicht auf, um eine helle, glatte und fettfreie Haut zu erhalten.

40. Mischen Sie eine halbe Tasse Mandelöl, 250 Gramm Milchpulver und ein beliebiges ätherisches Öl mit Wasser. In diesem Wasser einweichen, um ein strahlendes, seidiges Aussehen zu erhalten.

41. Um eine strahlende, faltenfreie Haut zu erhalten, mischen Sie Milch, geschälte Mandeln, eine kleine Menge Gerstenmehl, eine kleine Menge Kurkuma und einen Löffel Honig.

42. Um eine helle, strahlende und fettfreie Haut zu erhalten, tragen Sie täglich Gurken- und Zitronensaft auf.

43. Verwenden Sie 20 Minuten lang eine Gurken-Quark-Maske für eine fettfreie, strahlende Haut.

44. Mischen Sie einen Esslöffel Buttermilch mit einem Esslöffel Rettichsaft, um Falten und raue Haut zu mildern.

45. Verwenden Sie zu Hause Sandelholz und Milch, um helle, glatte und strahlende Haut zu bekommen.

46. Um die offenen Poren zu schließen, Rohmilch mit Zitronensaft vermischt auftragen.

47. Um fahle und faltige Haut zu revitalisieren, mischen Sie zwei Löffel Sojamehl, eineinhalb Löffel Quark und einen Löffel Honig. Dieser Schönheitstrick funktioniert gut, um schlaffe Haut zu straffen.

48. Um eine helle, glatte und schöne Haut zu bekommen, reiben Sie Ihre Haut mit Wassermelone ein.

49. Um eine zarte, schöne und strahlende Haut zu erhalten, kombinieren Sie einen Löffel Honig, zwei Löffel Gerstenmehl und eine halbe Tasse reife Papaya.

50. Um eine helle, glatte und strahlende Haut zu erhalten, mischen Sie einen Löffel Honig, einen halben Löffel Gerstenmehl und Kohlsaft. Tragen Sie die Mischung auf Ihr Gesicht auf.

51. Für eine schöne, helle Haut reiben Sie Birnen zusammen mit einem Löffel Zitrone und Tomatensaft ein.

52. Tragen Sie 15 Minuten lang eine Mischung aus zwei Mandelpulvern und je einem Löffel Karotten- und Orangensaft auf die Haut auf, um Narben und Pigmentierungen zu beseitigen.

53. Um Ihre Haut zum Strahlen zu bringen, tragen Sie halb Zitronensaft und halb Apfelsaft auf.

54. Tragen Sie eine Mischung aus Glycerin und Amla-Öl, auch bekannt als indisches Stachelbeeröl, auf, um einen schönen, taufrischen Teint zu erhalten.

55. Verwenden Sie das Pulver von vier Mandeln und schwarzer Kichererbse (urad daal) als natürliches Gesichtswasser, um einen weichen, hellen Teint zu erhalten.

56. Verwenden Sie Ananassaft, um Ihr Gesicht mit Feuchtigkeit zu versorgen und der Hautalterung entgegenzuwirken.

57. Um Ihren Teint zu verbessern, mischen Sie einen Löffel Honig mit Karottensaft. Mit einer Lösung aus Backpulver und Wasser abspülen. Dem Gebräu kann Papaya hinzugefügt werden.

58. Tragen Sie einen halben Löffel Mandelpulver, zwei Löffel Gerstenmehl und Rosenwasser auf die fahle, leblose Haut auf, um sie wieder zum Leben zu erwecken.

59. Verwenden Sie Quark und Walnusspulver zusammen als DIY-Gesichtsmaske, um einen natürlichen Glow zu erzielen.

60. Für helle, strahlende und weiche Haut zwei Löffel Honig, zwei Löffel Zitronensaft und zwei Löffel Mandelpulver dreißig Minuten lang auftragen.

61. Um eine weiche, schöne und strahlende Haut zu erhalten, kombinieren Sie eine reife Banane, zwei Löffel Mandelöl und ein Eigelb.

62. Verwenden Sie Sandelholz und Fuller Earth für eine strahlende, helle und seidige Haut.

63. Um eine schöne, glatte und strahlende Haut zu erhalten, mischen Sie Kichererbsenmehl, Quark oder Milch und Zitronensaft.

64. Für ein 20-minütiges Gesichtspeeling kombinieren Sie Malai mit einem Esslöffel Walnusspulver, Honig und Zitronensaft. Es macht die Haut glatt, schön und strahlend.

65. Orangensaft und Kurkuma ergeben zusammen ein nützliches Peeling. Wenden Sie es 20 Minuten lang an, um eine schöne, strahlende Haut zu erhalten.

66. Massieren Sie 15 Minuten lang Papaya oder Avocado auf Ihre Haut, um einen schönen, strahlenden Teint zu erhalten.

67. Für die Zubereitung einer Maske Banane, Zitronensaft, Honig und Margarine vermengen. Auf Gesicht, Hände und Füße auftragen und über Nacht einwirken lassen. Danach abwaschen für eine schöne, strahlende Haut.

68. Die Kombination von Gurke und Kokosnusswasser ist eine fantastische Methode, um eine helle, glatte und strahlende Haut zu bekommen. Narben im Gesicht werden entfernt, sogar die von einem Hühnertopf.

69.   Orangenschalen können als Toner verwendet werden, indem man sie in Wasser kocht.

70.   Ernährung: Um einen schönen, glatten und strahlenden Teint von innen zu bekommen, sollten Sie viel Wasser trinken. Trinken Sie Fruchtsaft, um die Durchblutung zu fördern. Verzehren Sie Gemüse, Meeresfrüchte, Eier, Hafer, Guave, Äpfel, Birnen, Melonen, Karotten und so weiter. Nehmen Sie regelmäßig Amla-Saft und Milch mit einer Prise Safran zu sich. Nehmen Sie jeden Tag ein Blutreinigungsmittel ein.

71.   Schönheitsbehandlung für das Gesicht am Morgen: Die Anwendung von Eiswürfeln auf dem Gesicht am Morgen ist zwar etwas hart, hilft aber, die Haut zu erfrischen und zu verjüngen. Verwenden Sie stattdessen einfach kalte Rohmilch, um Ihr Gesicht am Morgen abzutrocknen. Man kann auch Gurkensaft und Milch kombinieren und mit einem Wattebausch auf das Gesicht auftragen. Spülen Sie Ihr Gesicht anschließend mit kühlem Wasser ab. Ihr Gesicht fühlt sich danach sauber, erneuert und revitalisiert an.

72.   Verwenden Sie Kaffee, um schöne Hände zu bekommen: Gemahlener Kaffee ist ein natürliches Peeling, so dass Sie ihn nicht nur für die Hautpflege, sondern auch für den Kaffeegenuss verwenden können. Ein Peeling hilft der Haut, sich zu regenerieren, indem es abgestorbene und trockene Hautzellen von der Hautoberfläche entfernt. Probieren Sie dieses einfache, aber wirksame Schönheitsrezept aus: Mischen Sie gemahlenen Kaffee mit Olivenöl (oder einem anderen Öl, das

Sie bevorzugen; verwenden Sie natürliche Öle anstelle von Ölen auf Erdölbasis) und massieren Sie Ihre Hände mit dieser Mischung einige Minuten lang in kreisenden Bewegungen. Waschen Sie sich anschließend kurz mit warmem Wasser ab. Ihre Hände werden sich unglaublich weich und empfindlich anfühlen. Sie sollten dies zweimal pro Woche tun, damit Ihre Hände schön aussehen.

73.	Wirksames Rezept für ein natürliches Körperpeeling: Kombinieren Sie zwei Esslöffel gebrauchten Kaffeesatz, einen Esslöffel Zucker und vier Esslöffel Olivenöl, um ein DIY-Körperpeeling herzustellen. Verwenden Sie dieses Peeling unter der Dusche, um Ihren Körper in kreisenden Bewegungen zu massieren. Achten Sie dabei besonders auf die fettigen Stellen, Ihre Beine und die trockenen Körperteile. Sie werden die unglaubliche Wirkung auf Ihre Haut feststellen.

74.	Gesunde Schönheitspraktiken. Waschen Sie nachts Ihr Gesicht. Auf Ihrem Gesicht sammeln sich tagsüber Öl und Ablagerungen vom Make-up an. Ihre nächtliche Pflege sollte das Waschen Ihrer Haut einschließen. Verwenden Sie Make-up-Entferner, um zu verhindern, dass Bakterien auf Ihr Kopfkissen gelangen, Ihre Poren verstopfen und Ausbrüche verursachen, während Sie schlafen. Wenn sich Ihre Haut nach dem Waschen spannt und trocken anfühlt, liegt das wahrscheinlich daran, dass Sie ein zu starkes Reinigungsmittel verwenden, das nicht alle Fette vollständig von Ihrer Haut entfernt. Vermeiden Sie bei der Verwendung von Reinigungsmitteln die Augenpartie, da die Haut dort möglicherweise zu empfindlich ist. Spritzen Sie etwas Wasser auf Ihr Gesicht, um das Reinigungsmittel zu entfernen. Die Verwendung eines Lappens oder Waschlappens zur Reinigung Ihrer Haut könnte sie noch verschlimmern. Fassen Sie stattdessen in die Hände, beugen Sie Ihr Gesicht über das Waschbecken und spritzen Sie kleine Mengen Wasser in Ihr Gesicht. Zehn Spritzer sollten genügen, dann tupfen Sie es trocken. Trocknen Sie Ihre Haut nicht mit einem Handtuch ab, sondern klopfen Sie sie nur sanft ab oder lassen Sie sie an der Luft trocknen.

75. Ein wöchentliches Peeling kann dazu beitragen, abgestorbene Hautzellen von Ihrer Haut zu entfernen, vor allem wenn Sie trockene, schuppige Haut haben. Ein einfaches Peeling aus Zucker und Honig eignet sich gut als Peelingmittel. Spülen Sie es mit warmem Wasser ab. Eine weitere Trockenbürste, die speziell für Peelings entwickelt wurde, ist die Gesichtsbürste. Bürsten Sie Ihr Gesicht mit kleinen, kreisenden Bewegungen.

76. Sonnenschutz: Meiden Sie die sengenden Sonnenstrahlen, um raue, ledrige Haut zu vermeiden. Beugen Sie Sonnenbrand vor und erhalten Sie die Geschmeidigkeit Ihrer Haut über viele Jahre.

77. Ernähren Sie sich gesund und treiben Sie regelmäßig Sport: Trinken Sie weiterhin Wasser: Drei Liter Wasser sind täglich erforderlich. Das Wasser hilft Ihrem Körper, die Giftstoffe schnell auszuspülen und Ihre Haut zu klären und aufzuhellen. Um sicherzustellen, dass Sie den

ganzen Tag über Wasser haben, sollten Sie immer eine Flasche dabei haben.

78. Wenn Sie kein Wasser mehr trinken wollen, versuchen Sie es mit grünem Tee oder anderen Säften, um hydratisiert zu bleiben. Nehmen Sie eine ausgewogene Ernährung zu sich. Nahrhaftes Obst und Gemüse, mageres Fleisch und gesunde Fette sind wichtig für eine strahlende Haut. Um eine sofortige Wirkung zu erzielen, sollten Sie diese Zutaten in Ihre Ernährung integrieren.

79. Fisch, Birnen und Walnüsse sind gute Quellen für Omega-3-Fettsäuren, die auch für die Haut von Vorteil sind.

80. Verzehren Sie Spinat und Zitrusfrüchte, damit Ihre Pickel schneller abheilen, da Vitamin C hilft.

81. Lebensmittel mit hohem Ballaststoffgehalt, Nüsse, unverarbeitetes Obst und frisches Gemüse unterstützen ein regelmäßiges, nicht träges Verdauungssystem und helfen, ein empfindliches Gleichgewicht zu erhalten. Wenn Sie keinen täglichen Stuhlgang oder Ausscheidungsmuster haben, können Sie sich krank fühlen und aussehen, mit Kopfschmerzen und Magen-Darm-Symptomen.

82. Beschränken Sie die Aufnahme von Salz und Zucker: Ein übermäßiger Verzehr von salzigen Lebensmitteln kann zu einem aufgeblähten Aussehen führen.

83. Nehmen Sie Vitamine zu sich. Versuchen Sie, ein Multivitaminpräparat einzunehmen, wenn Sie sich Sorgen machen, dass Sie nicht genügend wichtige

Vitamine und Mineralien zu sich nehmen - sie sind gut für die Haut.

84. Regelmäßige Bewegung: Sie erhöht die Durchblutung, was Ihre Haut zum Strahlen bringt. Außerdem stärkt es Sie und ist gut für Ihren Körperbau. Kurz- und langfristiger Gewinn.

85. Ein dunkler Teint wird durch eine übermäßige Produktion von Melaninpigmenten verursacht, die in einer wärmeren Umgebung zunimmt. Das Auftragen einer Lösung aus Rosenwasser und Sandelholz kühlt die Haut und verleiht ihr einen strahlenden Teint.

86. Natürliche Schönheit lässt sich durch häufiges Auftragen einer Paste aus fein gemahlenen Mandeln und Rosenwasser auf Gesicht und Hals erreichen.

87. Vier Mandeln über Nacht einweichen. Die Schalen entfernen und die Mandeln am Morgen fein mahlen. Vier Tropfen Limettensaft und einen Teelöffel Milch einrühren. Die regelmäßige Anwendung dieser Paste fördert eine natürlich blasse Haut.

88. Das beste natürliche Mittel für mehr Fairness ist Gemüse. Halbieren Sie einfach eine Tomate und tragen Sie die Schnittfläche auf Ihr Gesicht auf. In ein paar Tagen wird die Veränderung sichtbar sein. Alternativ können Sie auch Kartoffeln zehn Minuten lang in kaltem Wasser einweichen. Tragen Sie die Scheiben auf Ihre Hände, Ihren Hals und Ihr Gesicht auf. Üben Sie dies häufig, um in kurzer Zeit Ergebnisse zu sehen.

89. Gurkenpaste kann mit Kokosnusswasser hergestellt werden. Die regelmäßige Anwendung dieser Paste kann Ihnen einen hellen, strahlenden Teint verleihen.

90. Der Saft von Zitrone und Gurke wird zu gleichen Teilen auf das Gesicht und den ganzen Körper aufgetragen. Nach einer Viertelstunde Einwirkzeit spülen Sie ihn ab. Außerdem wird es Ihnen helfen, einen helleren Teint zu bekommen. Um einen hellen Teint zu erhalten, tragen Sie täglich Sandelholzpaste und Kurkumapulver auf.

91. Rosenöl ist ein natürliches Mittel für helle, strahlende Haut, denn es wirkt kühlend auf die Synthese von Melaninpigmenten. Es ist reich an den Vitaminen C und E, die für eine jünger aussehende Haut unerlässlich sind. Rosenöl verlangsamt den Alterungsprozess, indem es abgestorbene Hautzellen von der Haut entfernt und Verbrennungen lindert. Die Haut kann gereinigt, gestrafft, mit Feuchtigkeit versorgt und genährt werden.

Kapitel 4: 9 unglaubliche Schönheitstipps

1. Um Ihre Zähne weißer zu machen.

Sowohl Backpulver als auch Zahnseide sind erforderlich. Versuchen Sie dies einmal im Monat; es ist ein wirksames natürliches Zahnweißmittel, aber sehr hart für die Zähne. Wie gewohnt putzen und spülen. Bestäuben Sie die glatten Flächen Ihrer Zähne mit Backpulver. Führen Sie eine kleine Schleifbewegung mit der Zahnseide zwischen den Zähnen aus, wobei Sie darauf achten, das Zahnfleisch leicht zu reizen. Bestäuben Sie die glatten Flächen Ihrer Zähne mit Backpulver. Machen Sie es bei den oberen Zähnen genauso. Nach dem Zähneputzen wiederholen Sie die Spülung.

2. Gesichtsmaske.

Um die Trockenheit zu lindern, die durch andere künstliche Produkte hervorgerufen wird, verwenden Sie diese erstaunliche natürliche Maske, wenn die kühle, trockene Hitze Sie völlig ausgetrocknet hat.

- Eine halbe Tasse Haferpulver (in einem Mixer pulverisieren)

- Zwei Esslöffel Honig

- Eine zerdrückte Vitamin-E-Gel-Kappe

- Ein Teelöffel flüssiges Öl (jede Sorte ist geeignet)

- Verwenden Sie NICHT einen halben Teelöffel Vanilleextrakt, wenn Sie eine empfindliche Haut haben.

- Um eine Paste herzustellen, Wasser hinzufügen. Warme Kompressen helfen dabei, die Haut zu erwärmen und die Poren zu öffnen. Lassen Sie die Mischung nach dem Auftragen mindestens zehn Minuten lang auf Ihrer Haut einwirken. Spülen Sie die normalerweise trockenen Stellen ab und tupfen Sie dann eine kleine Menge Pflanzenöl auf.

3. Pickel Entlastung.

Um Pickel schnell zu entfernen, versuchen Sie dieses natürliche Mittel. Eine zehnminütige heiße Kompresse. Kühlen Sie die Kompresse zehn Minuten lang.

Wenden Sie die heiße Kompresse noch einmal an. Wenn sich der Pickel zu einem Kopf entwickelt hat, entfernen Sie ihn vorsichtig. Wenn Sie es versucht haben und er nicht abgegangen ist, verwenden Sie eine zweite heiße Kompresse und eine zweite kalte Kompresse, um die Schwellung zu verringern. Versuchen Sie in der nächsten Nacht erneut die Heiß-Kalt-Methode, wenn der Pickel sehr groß ist. Wenn der Pickel nahe an der Oberfläche liegt, stellen Sie am Abend eine Paste aus etwas Wasser und Backpulver her. Tragen Sie eine dünne Schicht auf den Pickel auf und bedecken Sie ihn mit einer Binde, damit das Natron gut haftet. Am nächsten Morgen sollte es besser sein. Backpulver beseitigt Bakterien und hilft, Pickel teilweise von Öl zu befreien. Versuchen Sie es erneut mit Backpulver und heißen und kalten Kompressen, wenn der Pickel in der folgenden Nacht immer noch nicht verschwunden ist.

4. Mitesser können verschwinden.

Natürliche Methoden sind die einfachsten und günstigsten Möglichkeiten, Mitesser zu entfernen. Verwenden Sie diese natürliche, ungiftige Lösung, um Ihre Mitesserprobleme zu behandeln. Sie funktioniert wunderbar! Um den Mitesser aufzuweichen und die Poren zu öffnen, legen Sie warme Kompressen auf. So können Sie die Mitesser sanft entfernen, ohne dass Narben zurückbleiben. Machen Sie zusätzliche Kompressen, wenn sie schwer zu entfernen sind. Waschen Sie sie gründlich und verwenden Sie Bio-Seife. Verwenden Sie Hamamelis oder Zitronensaft zur Reinigung. Um die Rötung zu lindern, verwenden Sie eine kühle Kompresse.

5. Richtige Feuchtigkeitscreme

Mit dieser ganz natürlichen Methode erhalten Sie eine lang anhaltende Feuchtigkeitscreme, die Ihre Zellen nährt und wirklich eindringt.

Um die Poren zu öffnen und die Haut weich zu machen, legen Sie warme Kompressen auf. Verwenden Sie großzügige Mengen eines natürlichen Pflanzenöls wie Sonnenblumen-, Kokos- oder natives Olivenöl extra. Sobald Ihre Haut mit Feuchtigkeit versorgt ist, legen Sie die warme Kompresse auf und lassen sie etwa zehn Minuten lang einwirken. Nach dem Waschen mit einer natürlichen Seife abspülen. Die Umstellung auf eine natürliche Pflege wird sich auf jeden Fall positiv auf Ihre Haut auswirken, was Sie spüren und fühlen werden.

6. Gesundheit der Nagelhaut (Nägel)

Du brauchst zwei Esslöffel Speiseöl. Einen Zahnstocher und etwas unparfümierte Seife Entfernen Sie den Lack von Ihren Nägeln. Um die Nagelhaut richtig zu reinigen und weich zu machen, waschen Sie sie mit warmem Wasser und natürlicher

Seife. trockene Hände. Tragen Sie eine kleine Menge Speiseöl unter jedem Fingernagel auf. Achten Sie darauf, dass Sie die gesamte Oberfläche Ihrer Fingernägel mit Öl bestreichen. Sie können die Zwischenräume zwischen den Nägeln mit einem Zahnstocher reinigen. Waschen Sie sich anschließend mit warmem Wasser und einer natürlichen Seife. Drücken Sie mit einem Zahnstocher auf die Nagelhaut um jeden Fingernagel herum.

7. Exfoliant und natürliche Dermabrasion

Es werden zwei Methoden angeboten: die chemische und die mechanische Dermabrasion. Bei der chemischen Dermabrasion werden die äußersten Hautschichten beschädigt, was zu einem Hautpeeling führt. Bei der mechanischen Dermabrasion werden die obersten Hautschichten mit einem körnigen Schmiermittel abgetragen. Es sollten nur mechanische Dermabrasionsverfahren in Betracht gezogen werden, die sanft zur Haut sind und ihren natürlichen, gesunden Glanz fördern. Was Sie brauchen: Blütenpulver, Bananen, Haferflocken, Kräuter, ätherische Öle, oder verwenden Sie Ihre Lieblingszutaten.

Basis-Dermabrasion-

Ein Löffel Backpulver Um die feuchte Haut zu befeuchten, verwenden Sie warmes Wasser. Tragen Sie eine dünne Schicht Backpulver mit den Händen oder einem Waschlappen auf Ihre Haut auf. Backpulver entfernt Öle und abgestorbene Hautzellen und tötet gleichzeitig Mikroorganismen ab. Abspülen.

8. Beulenverkleinerer "Mädchenbereich

An dieser Stelle bilden sich Pickel, da die Haare dort von der Unterhaut entfernt werden. Herkömmliche Körperpflegeprodukte reizen die Haut, weil sie zu starke Chemikalien enthalten, die Anzeichen von Kontaktdermatitis hervorrufen können, wie z. B. eine Ausdehnung der Zellen, die das frisch rasierte Haar umgeben. Verwenden Sie ein frisches Rasiermesser, eine natürliche Seife ohne unaussprechliche Stoffe und ein Haselnusstuch, um Bakterien zu beseitigen und die durch die Rasur verursachten Gewebeödeme zu verringern.

9. Entspannende Bademischung

Ich liebe es, lange, heiße und wohltuende Duschen zu nehmen. Dies sind einige Dinge, die Sie in Ihre Badewanne einbauen können, um das Baden wesentlich angenehmer zu machen als nur in kaltem Wasser zu baden.

Eine Tasse Haferflocken, gemahlen

zwei Becher Salz aus dem Toten Meer eine Tasse Bittersalz

Drei Teelöffel Vanilleextrakt

Zwei Teelöffel Pflanzenöl, z. B. natives Oliven-, Kokosnuss- oder Sonnenblumenöl extra. Fügen Sie es hinzu, wenn Sie ein heißes Bad nehmen. Schnappen Sie sich ein Buch und machen Sie es sich bequem.

Kapitel 5: 17 verschiedene Ideen für natürliche Schönheit

1. Wenn Sie auf dem Rücken schlafen, verringern Sie das Risiko, Falten, Akne und sogar Fältchen im Dekolletébereich zu bekommen.
2. Wenn Sie zu enge Kleidung tragen, erwecken Sie den Eindruck, größer zu sein. Auch eine schlanke Frau kann einen Wulst bekommen, wenn sie zu enge Kleidung trägt.
3. Wenn Sie wütend sind, sehen Sie irgendwann älter und faltiger aus, als Sie wirklich sind.
4. Wenn Sie weniger Make-up tragen, wirken Sie jünger.
5. Bei Vitaminen und Mineralien gilt nicht immer, dass mehr besser ist, aber eine ausreichende Zufuhr ist wichtig für einen gesunden Körper und eine schöne Haut. Es ist möglich, dass zu viel Haarausfall durch eine zu hohe Zufuhr von Vitamin A oder Selen verursacht wird.
6. Auch wenn Sie das Gefühl, das eine Haarspülung in Ihrem Haar hinterlässt, nicht mögen, können Sie sie trotzdem verwenden, um Ihre Beine unter der Dusche zu rasieren, indem Sie sie wie "Rasierschaum" auf Ihre Beine auftragen.
7. Während der Rasur sollten Sie es vermeiden, die Haut zu spannen, um zu verhindern, dass Sie die Haare rasieren, die sich nur knapp unter der Haut befinden, was zu eingewachsenen Haaren führen kann.
8. Wenn Sie Ihre Attraktivität bewahren wollen, ist es wichtig, dass Sie jede Nacht genügend Schlaf bekommen und viel Wasser trinken.

9. Um eine jugendliche und pralle Bruststruktur zu erhalten, sollten die BH-Träger ersetzt werden, wenn sie nicht mehr straff gezogen werden können oder bis zum Durchhängen straff gezogen sind, und gestrafft werden, wenn sie nicht mehr straff gezogen werden können.

10. Anstatt sich häufig zu rasieren, was dazu führt, dass die Haare mit der Zeit dunkler und dicker werden, sollten Sie es stattdessen mit Wachs versuchen. Durch das Wachsen wird das Haar nach ein paar Sitzungen weicher, aber langfristig führt es zu Haarausfall, der nicht rückgängig gemacht werden kann.

11. Indem Sie auf zwei oder drei Kissen gleichzeitig schlafen, ein Keilkissen zusätzlich zu Ihrem normalen Kissen verwenden oder beides, können Sie die dunklen Ringe unter Ihren Augen beseitigen.

12. Wenn Sie eine schlaffe Haut vermeiden wollen, die von einer kleineren Figur abhängt, müssen Sie unbedingt Sport treiben, während Sie eine Diät machen. Wenn Sie abnehmen, wird es schwieriger sein, Ihre Haut zu straffen.

13. Nachdem Sie Ihr Gesicht gereinigt haben, spülen Sie es mit kaltem Wasser ab (Menschen mit hellem Teint können anstelle von kaltem Wasser auch kühles Wasser verwenden). Das hilft, die Haut zu straffen und die Poren zu verschließen, während der Körper Wasser verliert.

14. Die richtige Pose kann Sie viel schlanker aussehen lassen, als Sie tatsächlich sind.

15. Wenn Sie Schuhe mit niedrigen Absätzen statt flacher Schuhe wählen, werden Sie eine Verbesserung Ihrer Körperhaltung feststellen.

16. Wenn Sie ständig extrem hohe Absätze tragen, werden Ihre Waden eher kantig und männlich als rund und weiblich aussehen.

17. Spülmittel und Borax sind zwei Zutaten, die gelegentlich zur Reinigung von Haarbürsten verwendet werden können. In eine mit sehr heißem Wasser gefüllte Schüssel werden einige Tropfen flüssige Spülmittel und eine halbe Tasse Borax gegeben. Nach dem Umrühren und Ausspülen sollten die Bürsten an der Luft trocknen. Schrubben Sie alle schwer zu entfernenden Stellen mit einer alten Zahnbürste ab.

Kapitel 6: 8 natürliche Schönheitsmethoden für dunkle Haut

1.   orangefarbene Maske für schwarze Haut:

Einige Orangenschalen zu einer Paste zerreiben. Rühren Sie den selbstgemachten Joghurt ein. Bestreichen Sie nun Ihre Hände und Ihr Gesicht mit dieser Paste. Nach 20 bis 30 Minuten in lauwarmem Wasser einwirken lassen und abwaschen. Oft anwenden.

2. die Kurkuma-Maske für schwarze Haut:

Tragen Sie auf die gefärbten Stellen eine Paste aus Joghurt, Limettensaft und Kurkumapulver auf. Spülen Sie diese Paste mit klarem Wasser ab, nachdem Sie sie auf zehn oder mehr Linien aufgetragen haben. Versuchen Sie es jeden Tag, um schnellere Ergebnisse zu erzielen.

3.   Kartoffel für Black Skin:

Kartoffelpaste funktioniert unglaublich gut als Bleichmittel. Nach dem Auftragen der Paste auf die Haut sollte man mindestens eine halbe Stunde warten, bevor man sie mit Wasser abwäscht.

4.   mandeln

Außerdem wird die Haut dadurch strahlend und gesund. Weichen Sie zwei oder drei Mandeln eine ganze Nacht lang in Wasser ein und mahlen Sie sie dann zu einer Paste. Spülen Sie Ihr Gesicht mit kaltem Wasser ab, nachdem Sie die Paste aufgetragen haben, und lassen Sie sie trocknen.

5)   Gurkensaft und Honig miteinander vermischen:

Lassen Sie die Paste nach dem Auftragen einige Minuten auf Ihrem Gesicht einwirken, bevor Sie sie abwaschen. Versuchen Sie, dies mindestens einmal pro Woche zu tun, um optimale Ergebnisse zu erzielen.

6.   versuchen Sie nicht, Ihre Hautfarbe zu ändern:

Sie können jedoch eine makellose, strahlende Haut bekommen.

7.   ausgewogene Ernährung:

Sie müssen eine Vielzahl von Produkten verwenden und eine ausgewogene Ernährung beibehalten. Fügen Sie Ihrer Mahlzeit eine Vielzahl von frischem, vitaminreichem Obst und Gemüse hinzu.

8.   reichlich Flüssigkeit zu sich zu nehmen, z. B. frisches Wasser und verschiedene Fruchtsäfte, ist ebenfalls wichtig für eine strahlende Haut.

Kapitel 7: 10 außerordentlich einfache Vorschläge für natürliche Schönheit

1.   Haarkur mit Banane und Ei

Sie können Ihrem Haar ein wenig zusätzlichen Glanz verleihen. Mischen Sie ein Ei und eine zerdrückte Banane. Tragen Sie es als dicke Paste auf Ihr Haar auf und entfernen Sie es nach zehn bis dreißig Minuten. Entfernen Sie es.

2.   Feuchtigkeitsspendende Nagelbehandlung

Weichen Sie Ihre Nägel fünf Minuten lang in Olivenöl ein und schauen Sie sich dann Ihre wunderschönen Hände an.

3.   Einfache Honig-Gesichtsmaske

Da er von Natur aus antimikrobiell ist, ist roher Honig eine schnelle und einfache Methode, um schöne, weiche Haut zu bekommen. Verwenden Sie einmal pro Woche einen Teelöffel rohen, unverarbeiteten Honig, den Sie sanft zwischen Ihren Händen erwärmen. Bedecken Sie damit Ihr Gesicht. Spülen Sie es nach 5 bis 10 Minuten sanft mit warmem Wasser ab und tupfen Sie es trocken.

4.   Klärendes Shampoo mit Apfelessig

Um Ablagerungen im Haar zu entfernen, wenn Sie handelsübliche Shampoos verwenden, kombinieren Sie eine Tasse Wasser mit einer halben Tasse Bio-Apfelessig (wie diesem hier). Tragen Sie danach Ihre übliche Haarspülung auf.

5.   Ellbogen- und Knie-Peeling und Hautaufheller.

Schneiden Sie eine Orange in zwei Hälften und massieren Sie Ihre Knie und Ellbogen mit den Hälften. Das hilft, die rauen Stellen zu glätten, und riecht gut. Waschen Sie die klebrige Masse ab.

6.   Sanftes Körperpeeling

Ein einfaches und schnelles Körperpeeling erhalten Sie, wenn Sie einen Teil Meersalz mit zwei Teilen Olivenöl mischen. Auf diese Weise werden abgestorbene Hautzellen entfernt, und die Haut wird glatter und strahlender. Außerdem ist dieser natürliche Schönheitstipp weit weniger kostspielig als die hochwertigen Körperpeelings, die Sie im Laden kaufen können.

7.　　Einfache Haarkur mit Tiefenwirkung

Um unglaublich seidiges, gepflegtes Haar zu erhalten, kann geschmolzenes Kokosnussöl als Tiefenspülung für Haar und Kopfhaut verwendet werden. Massieren Sie das Kokosnussöl in Ihre Kopfhaut ein und fahren Sie mit den Fingern durch Ihr Haar. Ihr Haar wird durch das Kokosnussöl mit unglaublichen Nährstoffen durchtränkt, die Sie mit Backpulver und Bio-Shampoos nur schwer wieder loswerden können. Nach ein paar Stunden lassen Sie es einwirken und entfernen es mit einem Shampoo. Bevor Sie weitermachen, sollten Sie versuchen, ein wenig Kokosöl auf eine kleine Haarpartie aufzutragen, um zu sehen, ob Sie es loswerden können. Falls nicht, kann es sein, dass Ihr Haar nach ein paar Haarwäschen fettig wird, sich aber immer noch weich anfühlt.

8.　　Einfache toxikologisch unbedenkliche Rasiercreme

Kokosnussöl ist ein natürlicher Ersatz für Rasierschaum, wenn es auf die Beine aufgetragen wird.

9.　　Ganz natürlich Schwarzkopfentfernung

Verteilen Sie ein Stück Zitrone mit vier oder fünf Tropfen rohem Honig. Dann massieren Sie Ihr Gesicht eine Minute lang mit der Zitrone, wobei Sie besonders auf die Problemzonen achten. Nach fünf Minuten entfernen Sie die Flüssigkeit und spülen sie mit kaltem Wasser ab. Da Zitrusfrüchte die Lichtempfindlichkeit Ihrer Haut verschlimmern können, sollten Sie diese Anwendung am besten vor dem Schlafengehen durchführen und nicht direkt, bevor Sie das Haus verlassen.

10.　　Trockenbürsten für bessere Haut

Die Reinigung des Körpers mit einer Trockenbürste ist ein einfacher Prozess. Eine leichte Massage stimuliert mehrere Organe. Sie stärkt nicht nur das Lymphsystem, sondern befreit auch von abgestorbenen Hautzellen und Ablagerungen im Immunsystem, kurbelt die Hormonproduktion an, mindert Cellulite und kann die Haut durch eine verbesserte Durchblutung straffen. Außerdem ist sie schnell und kostengünstig.

Denken Sie daran, dass die besten Schönheitstipps keine Schnellschüsse sind. Sie erfordern ausreichend Ruhe, gute Techniken zum Stressabbau, eine ausgewogene Ernährung und regelmäßige Bewegung. Auch wenn alle zuvor vorgeschlagenen "Juwelen" in irgendeiner Weise zu Ihrem Schönheitsprogramm beitragen können, sollten Sie nicht vergessen, dass wahre Schönheit das Ergebnis regelmäßiger Körperpflege ist - und zwar indem Sie Sie selbst sind.

Kapitel 8: 15 Möglichkeiten, mit Früchten Ihre natürliche Schönheit zu unterstreichen

1. Weintrauben:

Weintrauben haben viele Vorteile für Ihre Haut. Du kannst sie entsaften und den Saft auf deine Haut auftragen oder du kannst sie verwenden, um deine Haut zu waschen. Das Ergebnis ist eine strahlende, seidige Haut. Wenn du ein paar Trauben auf dein Gesicht massierst oder sie zu einer Packung zerdrückst, kannst du eine leuchtende, funkelnde Traubenmaske herstellen.

2. Gurkensaft, Glyzerin und Rosenwasser:

Gurkensaft, Glycerin und Rosenwasser wirken gut zusammen. Tragen Sie es sowohl vor als auch nach dem Aufenthalt in der Sonne auf. Spülen Sie es nach 15 Minuten ab, nachdem Sie es auf Ihre Haut aufgetragen haben. Dieses Gebräu schützt Ihre Haut vor UV-Strahlen.

3. Sandelholz, Kurkuma und Milch:

Um eine feine Paste herzustellen, mischen Sie Milch, eine kleine Menge Kurkumapulver und Sandelholzpulver zusammen. Verwenden Sie Milch, um dieses Material zu mischen. Tragen Sie diese Paste auf Ihre Haut auf und lassen Sie sie fünf Minuten lang einwirken. Das Ergebnis ist eine strahlende und gesunde Haut.

4. Honig und Sahne:

Eine ausgezeichnete Methode, um die Haut glatt und strahlend zu halten, ist die Kombination von Creme und Honig, besonders in der trockenen Jahreszeit. Tragen Sie ein Gebräu aus Honig und Sahne auf Ihr Gesicht auf. Das Ergebnis: Ihre Haut wird mit Feuchtigkeit versorgt, glatt und strahlend.

5. Frische Milch, Salz und Limettensaft:

Tragen Sie diese Mischung mit einer kleinen Menge frischer Milch, etwas Saft und etwas Salz auf Ihr Gesicht auf. Dadurch öffnen sich die Poren der Haut und alle Ablagerungen werden freigesetzt.

6.   Tomatensaft:

Zitronensaft und Tomatensaft sorgen gemeinsam für eine glatte, strahlende Haut. Verwenden Sie eine Mischung aus Tomaten- und Zitronensaft für strahlende, gesunde Haut.

7.   Sesamöl, Weizenmehl und Kurkumapulver:

Um Gesichtshaare loszuwerden, mischen Sie Kurkumapulver, Sesamöl und Weizenmehl. Kombinieren Sie Kurkumapulver, Weizenmehl und Sesamöl, um eine Paste herzustellen. Verwenden Sie diese auf Ihrer Haut, um zusätzliche Haare zu entfernen.

8.   Kohlsaft und Honig:

Falten können vermieden werden, indem eine Mischung aus Honig und Kohlsaft auf das Gesicht aufgetragen wird. Um Falten zu vermeiden, verwenden Sie eine Mischung aus Honig und Kohlsaft.

9.   Karottensaft:

Die direkte Anwendung von Karottensaft auf dem Gesicht ist eine ausgezeichnete Methode, um einen natürlichen Glanz zu erzielen.

10.   Honig und Zimtpulver:

Kombinieren Sie einen Teil Zimtpulver mit drei Teilen Honig, um eine Paste herzustellen. Tragen Sie diese auf Ihre Haut auf. Lassen Sie sie die ganze Nacht einwirken. Dies ist ein ausgezeichnetes Mittel gegen Pickel. Es hilft auch bei der Entfernung von Pickelnarben.

11.   Erdnussöl und Limettensaft:

Um Akne und Mitesser zu vermeiden, tupfen Sie ein wenig Erdnussöl und frischen Limettensaft auf Ihr Gesicht.

12.   Aloe Vera Saft:

Aloe-Vera-Saft minimiert Pigmentflecken und spendet der Haut Feuchtigkeit, wenn er auf problematische Stellen aufgetragen wird.

13. Ghee und Glycerin:

Ghee und Glycerin ergeben zusammen eine wunderbare Feuchtigkeitscreme zum Selbermachen.

14. Multani Mitti, Rosenblüten, Neem, Tulsi und Rosenwasser:

Nach dem Auftragen einer Paste aus Multani Mitti, Rosenblättern, Neem-Blattpulver und Tulsi-Blattpulver sieht die Haut gesund und strahlend aus.

15. Aprikosen und Joghurt:

Joghurt und Aprikosen ergeben zusammen eine Paste. Dies lässt die Haut besser und lebendiger aussehen. Wenn Ihre Haut trocken ist, sollten Sie der Paste Honig beifügen. Verwenden Sie die Paste, um eine jünger aussehende Haut zu erhalten.

Kapitel 9: Grundlagen der Hautpflege für eine jung aussehende Haut

Unabhängig von Ihrem Kosmetikprogramm ist es wichtig, Ihre Haut vor Schäden zu bewahren. Andernfalls werden Ihre Hautschäden trotz aller Bemühungen nicht verschwinden und Sie werden sich fragen, warum keine Schönheitsbehandlungen helfen. Um sich zu erneuern und zu regenerieren, braucht Ihre Haut Zeit und Aufmerksamkeit. Es wäre schwierig, den Tonus und die Gesundheit Ihrer Haut ohne grundlegende Pflege zu verbessern. Diese oft vernachlässigten Grundsätze für die tägliche Hautpflege werden Sie bei Ihren Bemühungen unterstützen.

A. Viel Wasser trinken

Machen Sie es sich zur Gewohnheit, täglich drei Liter oder mehr Wasser zu trinken. Der Körper braucht Wasser, um richtig zu funktionieren. Der Körper verliert Flüssigkeit durch Schwitzen, Urinieren und Verdunstung. Sie können die verlorenen Nährstoffe wieder auffüllen, indem Sie viel Wasser und selbstgemachte Säfte, aber keine Softdrinks trinken. Dehydrierung tritt auf, wenn der Wasserverlust die Wasseraufnahme übersteigt. Flüssigkeitsverluste treten typischerweise bei warmem Wetter, bei Personen, die sich körperlich anstrengen, in großer Höhe und bei älteren Menschen auf, deren Durstempfinden nachgelassen hat. Wasser hilft Ihnen, sich weniger müde zu fühlen und gibt Ihnen mehr Energie. Ihre Gesichtszüge wirken so leblos, wenn Sie erschöpft und dehydriert sind. Wasser ist wie Nahrung für Ihre Haut, denn es spiegelt Ihre allgemeine Gesundheit wider. Es beseitigt zwar keine Falten, aber Wasser hält Ihre Haut mit Nährstoffen versorgt. Wassertrinken fördert eine gesunde Verdauung und eine klare, aknefreie Haut.

B. Gut schlafen

Sie sehen aus, als bekämen Sie nicht genug Schlaf. Sie wirken müde und unruhig. Versuchen Sie nicht, zu wenig zu schlafen oder zu lange aufzubleiben, um das Problem zu lösen. Wenn Sie nicht genug Schlaf bekommen, erweitern sich Ihre Blutgefäße, was dunkle Augenringe verursacht. Während Sie schlafen, repariert und regeneriert sich die Haut und stellt ihr Gleichgewicht wieder her. Da die älteren, gesünderen Hautzellen die abgestorbenen ersetzen, strafft sich das Gesicht schnell. Im Schlaf durchläuft der Körper all diese hormonellen und metabolischen Veränderungen. Daher wirkt sich Schlafmangel auf die Leistungsfähigkeit des Körpers aus. Sie müssen jede Nacht sieben bis acht Stunden schlafen, wenn Sie eine gesunde Haut haben wollen. Sorgen Sie für ein gesundes Gleichgewicht und vermeiden Sie zu viel Schlaf, um den Zellzerfall zu verhindern.

C. Übung

Jeden Tag müssen Sie mindestens dreißig Minuten trainieren. Wenn Sie unter Hautkrankheiten wie Rosazea, Schuppenflechte oder Akne leiden, sollten Sie vor dem Training entsprechende Vorsichtsmaßnahmen treffen. Dermatologen zufolge verbessert Bewegung die Blutzirkulation, was wiederum die Gesundheit der Haut verbessert. Bewegung reinigt den Körper von innen heraus, indem freie Radikale und Zelltrümmer entfernt werden. Stress kann die Talgdrüsen dazu veranlassen, mehr Talg zu produzieren, was zu Hautkrankheiten wie Akne und Ekzemen führen kann. Stressabbau durch Bewegung beugt Hautproblemen vor. Der wichtigste Faktor für die Formung Ihres Körpers und die Verbesserung Ihres Aussehens ist Bewegung.

D. Peeling

Pflegen Sie Ihre Haut mit einer gesunden Pflegeroutine. Ein Peeling ist notwendig, um die abgestorbenen, trockenen Hautzellen zu entfernen, die sich ansammeln und die Haut stumpf erscheinen lassen. Vernachlässigen Sie es nicht. Es ist nicht notwendig, ein Peeling zu kaufen. Selbst gemachte Peelings funktionieren genauso gut. Verwenden Sie Haferflocken anstelle eines verpackten Produkts. Es gibt viele natürliche Lösungen.

E. Make-up vor dem Schlafengehen entfernen

Es ist wichtig, dass Sie Ihrer Haut die Möglichkeit geben, zu atmen. Entfernen Sie jeden Abend Ihr Make-up, bevor Sie zu Bett gehen. Auch wenn Sie noch so erschöpft sind, sollten Sie dies jeden Abend tun. Ihre Haut kann sich nicht selbst heilen, wenn Sie Make-up verwenden.

Die Anwendung von Öl anstelle von scharfen Chemikalien könnte eine bessere Methode zum Entfernen von Make-up sein. Es ist nicht richtig, dass Menschen mit fettiger Haut glauben, zu viel Öl könne schädlich sein. Öl bewahrt die natürlichen Fette in der Haut und unterstützt gleichzeitig den Abbau von Schadstoffen und Talg. Wenn Sie fettige Haut haben, können Sie auch ein natürliches Reinigungsmittel verwenden. Achten Sie darauf, dass der Reiniger Wasser enthält. Natives Olivenöl hingegen ist am wirksamsten; es kann sofort das gesamte Make-up von Augen und Gesicht entfernen. Rizinusöl hat ebenfalls antibakterielle Eigenschaften und ist gut für die Haut. Sie können Rizinusöl auch mit Mandel-, Jojoba- und Avocadoöl kombinieren, um Falten zu reduzieren und einen natürlichen Glanz zu erzielen.

Mischen Sie Rizinusöl mit einer halben Tasse nativem Olivenöl. Verwenden Sie das Öl zum sanften Entfernen von Augen-Make-up, nachdem Sie es auf Ihr Gesicht aufgetragen und einmassiert haben.

Tauchen Sie einen Waschlappen in warmes Wasser und drücken Sie dann die überschüssige Feuchtigkeit aus.

Entfernen Sie alle Ölreste von Ihrem Gesicht, nachdem Sie es aufgetragen und eine Minute gewartet haben. Mit dieser einfachen Ölreinigungsmethode können Sie alle Verunreinigungen beseitigen.

F. Essen Sie vitaminreiche Lebensmittel

Ernähren Sie sich reich an Lebensmitteln mit einem hohen Gehalt an Vitamin A und C. Ihre Haut wird dadurch strahlend gesund. Es gibt auch Tabletten mit Vitamin C. Sie können jeden Tag nach dem Mittagessen eine Tablette einnehmen, um einen reinen Hautton zu erhalten.

Kapitel 10: Hausgemachte Schönheitstipps für helle Haut

1.   Gesichtspackung mit Teewasser und Honig:

Wenn Sie sich erfrischt fühlen wollen, können Sie Teewasser in einer Sprühflasche verwenden und Ihr Gesicht leicht besprühen oder ein Bad nehmen und sein Aroma einatmen. Verwenden Sie handelsübliche schwarze, grüne oder Kräutertees wie Lavendel, Kamille und Minze. Verwenden Sie ein Teewasserbad, um Ihre Haut zu entspannen, so wie Sie Tee trinken, um Stress abzubauen. Die Antioxidantien im Teewasser helfen, Ihre Haut von Unreinheiten und freien Radikalen zu befreien.

2.   Verwenden Sie Honig, um Ihr Gesicht vor Bakterien zu schützen und es hydratisiert zu halten.

Sie benötigen eine Tasse Wasser für Tee (abgekühlt), einen halben Löffel Honig und zwei Löffel Reismehl (Reismehl ist ein ausgezeichnetes Peeling und Honig spendet der Haut Feuchtigkeit).

Verfahren: Mischen Sie die oben genannten Komponenten und tragen Sie sie auf die Haut auf. Lassen Sie die Maske mindestens 20 Minuten einwirken, oder bis sie vollständig getrocknet ist. Es ist wichtig, die Maske mit kreisenden Bewegungen einzumassieren, um abgestorbene Haut zu entfernen und den Hautton auszugleichen, bevor Sie die Maske mit Wasser abspülen. Reinigen Sie Ihr Gesicht mit kaltem Wasser. Ihr Hautton wird dadurch heller und gleichmäßiger.

3.   Hafer und Zitrone Gesichtspackung:

Ein natürliches Peeling ist Hafer. Hafer ist ein gutes Nahrungsmittel für Menschen, die unter Ekzemen leiden. Wenn Sie Hafer zum Frühstück verzehren, um abzunehmen, können Sie ihn auch äußerlich anwenden, um Ihre Haut von Schadstoffen, Fett und überschüssigem Öl zu befreien. Zitrone ist reich an Vitamin C und hat hautaufhellende Eigenschaften. Zitronenextrakte sind in vielen handelsüblichen Schönheitscremes enthalten, aber die direkte Verwendung von Zitronensaft ist der Verwendung von Extrakten vorzuziehen. Vermeiden Sie scharfe Chemikalien für Ihre Haut.

Was Sie benötigen: Einen Esslöffel gekochte, pürierte Haferflocken (hilft, Entzündungen zu reduzieren und heilt die Haut). Ein Teelöffel Zitronensaft (Zitrone hilft, den Hautton aufzuhellen). Verwenden Sie Wasser, um den Zitronensaft zu verdünnen, wenn Sie empfindliche Haut haben.

Methode: Kombinieren Sie die oben genannten Zutaten und massieren Sie sie in die Gesichtshaut ein. Lassen Sie es 20 Minuten trocknen. Nach dem Waschen, trocken tupfen.

4.   Kurkuma und Zitrone Gesichtspackung:

Kurkuma ist wahrscheinlich das beste Mittel für helle Haut. Indische Bräute, die im Rahmen ihrer Hochzeitsvorbereitungen eine Kurkumabehandlung erhalten, sehen noch umwerfender aus. Außerdem bringt Kurkuma die Haut sichtbar zum Strahlen. Kurkuma ist nicht nur ein sehr wirksames Peeling, sondern hält die Haut auch jugendlich. Kurkuma beseitigt auch Akne, Dehnungsstreifen, Falten und Hautunreinheiten. In Verbindung mit Zitronensaft wird Kurkuma zu einem wirksamen Mittel zur Hautregeneration.

Man benötigt Zitronensaft, Milch, Kurkuma und Kichererbsenmehl.

Methode: Die Zutaten vermischen und gleichmäßig auf das Gesicht auftragen. Nach fünf Minuten sanftem Schrubben lassen Sie die Paste zwanzig Minuten trocknen. Stellen Sie sicher, dass Ihr Gesicht sauber ist.

5.   Kurkuma und Tomate Gesichtspackung:

Lycopin, ein Antioxidans, schützt das Gesicht vor Sonnenschäden. Es wirkt auch als Anti-Aging-Mittel wahre Wunder. Essen Sie also Tomaten, um jung zu bleiben.

Was Sie brauchen: Tomatensaft und Kurkuma.

Vorgehensweise: Tomatensaft und Kurkuma mischen. Nachdem Sie es auf Ihr Gesicht aufgetragen haben, lassen Sie es an der Luft trocknen. Reinigen Sie Ihr Gesicht mit warmem Wasser. Frauen mögen diese Packung, weil sie einfach anzuwenden ist und gute Ergebnisse erzielt. Alternativ können Sie auch das Tomatenmark entnehmen und Ihre Haut damit einreiben. Nach 15 bis 20 Minuten ist es Zeit, die Packung abzuspülen. Ihr Teint wird später davon profitieren, wenn Sie dies jeden Tag tun.

6. Kurkuma-Gesichtspackung:

Das war schon immer ein beliebtes Ritual. Aufgrund der durchweg erstaunlichen Ergebnisse fühlen sich die Bräute nun gezwungen, dieses Ritual vor ihrem Hochzeitstag durchzuführen.

Was Sie brauchen: Milch, eine Prise Kurkuma (hellt den Hautton auf) und Kichererbsenmehl (ein gutes Peeling) (Feuchtigkeitsspender).

Vorgehensweise: Mischen Sie die Komponenten und tragen Sie die Maske auf. Nach fünf Minuten sanftem Schrubben lassen Sie die Paste zwanzig Minuten trocknen. Nach dem Trocknen, waschen Sie Ihr Gesicht.

7. Joghurt und getrocknete Orangenschalen:

Orangen sind ein großartiges Tonikum für die Haut und enthalten viel Vitamin C. Es hilft bei der Behandlung und Vorbeugung von Akne und beugt anderen Hautproblemen vor. Das Beste, was Sie für Ihre Haut tun können, ist der Verzehr von Joghurt. Er verbessert Ihre Gesundheit und verleiht Ihnen eine strahlende Haut. Akne, Hautverfärbungen und Alterserscheinungen wie Falten und Fältchen werden durch Joghurt bekämpft. Joghurt wirkt Wunder als Feuchtigkeitsspender und eignet sich für alle Hauttypen.

Was Sie benötigen: Getrocknete Orangenschalen, normaler, frischer Joghurt Vor dem Mahlen die Orangenschalen an der Luft trocknen lassen.

8. Joghurt und Zitrone:

Zitrone und Joghurt spenden der Haut Feuchtigkeit und beseitigen Unebenheiten, die das Gesicht leblos aussehen lassen. Die Mischung lässt Ihr Gesicht strahlender aussehen.

Was Sie brauchen: Frischer Zitronensaft und Joghurt ohne Geschmacksverstärker.

Methode: 1 Esslöffel frischen, geschmacksneutralen Joghurt mit 1 Teelöffel Zitronensaft gründlich vermischen; auf die gereinigte Haut auftragen, 15 bis 20 Minuten einwirken lassen und dann abspülen. So verschwinden dunkle Flecken und Aknenarben von Ihrer Haut und sie wird insgesamt heller.

9.   Milch, Zitronensaft und Honig:

Rohmilch, Honig und Zitrone zusammen machen Sie auf natürliche Weise schön und bewahren die Feuchtigkeit in Ihrer Haut. Physikalische Barrieren schützen Ihre Haut vor potenziell schädlichen äußeren Faktoren wie Schadstoffen.

Sie benötigen: Milch, Honig und Zitronensaft.

Verfahren: Mischen Sie je 1 Teelöffel Milch oder Milchpulver, Honig und Zitronensaft, um eine Paste herzustellen. Tragen Sie die Paste nach dem Waschen Ihrer Haut auf und lassen Sie sie zehn bis fünfzehn Minuten einwirken. Danach können Sie sie abwaschen.

10.   Milch und Safran:

Safran gilt als die beste Zutat für eine schöne Haut. Es lohnt sich, in Safran zu investieren, um einen goldenen Schimmer zu erhalten, auch wenn er teurer ist als andere Lebensmittel.

Was Sie benötigen: Zwei bis drei Teelöffel kalte Rohmilch und ein paar Safranfäden.

Verfahren: 5-6 Safranfäden in die Milch einrühren. Drei bis vier Stunden ziehen lassen.

Tragen Sie diese Mischung nach der Reinigung auf Ihr Gesicht und Ihren Hals auf. Lassen Sie sie zehn bis fünfzehn Minuten einwirken.

Mit lauwarmem Wasser abspülen. Dies ist ein guter Weg, um die Haut schön zu machen. Außerdem glättet sie die Haut und macht sie geschmeidig. Da Rohmilch leicht ist, eignet sie sich für alle Hauttypen.

11.   Papaya und Fuller's Earth:

Die Haut ist schöner und gesünder, wenn Papaya und Multani Mitti, oder Fuller's Earth, verwendet werden. Beide werden in vielen kosmetischen Produkten verwendet, aber eine selbstgemachte Maske aus natürlichen Zutaten schützt Ihre Haut vor Chemikalien. Auch Menschen mit fettiger Haut können diese Gesichtsmaske verwenden.

1 Teelöffel Bleicherde und 1 Esslöffel Papaya-Fruchtfleisch werden benötigt.

Vorgehensweise: Beides kombinieren, auf die gereinigte Haut auftragen, trocknen lassen und abspülen.

12.   Kartoffel:

Die Kartoffelschalen sollten nach dem Schälen aufbewahrt werden, da sie als Peeling verwendet werden können. Kartoffelsaft kann auch hergestellt oder gerieben werden und dann auf die Haut aufgetragen werden. Wenn alle Ablagerungen und abgestorbenen Hautzellen beseitigt sind, sieht die Haut gesund und jugendlich aus.

Was Sie brauchen: Entsaftete oder zerkleinerte Kartoffelscheiben.

Methode: Tragen Sie Kartoffelsaft auf dunkel gefärbte Hautstellen auf, oder verwenden Sie Kartoffelscheiben oder -paste als Maske. Sie können dies zweimal am Tag auf Ihre Haut auftragen. Nach fünfzehn bis zwanzig Minuten mit klarem Wasser abspülen.

13.   Zitronen- oder Orangenschale:

Dank des hohen Vitamin-C-Gehalts dieser Zitrusfrüchtekombination wird Ihre Haut fantastisch aussehen. Sie wird Ihre Haut schützen und aufhellen. Sie kann auch zur Behandlung anderer Hautprobleme wie Akne verwendet werden.

Was Sie benötigen: Grobe Milch-, Zitronen- oder Orangenschalen.

Verfahren: Reiben Sie die Außenhaut von Zitronen oder Orangen ab, lassen Sie sie in der Sonne trocknen (nicht in der Mikrowelle) und mahlen Sie sie dann zu einem Pulver.

Mit Rohmilch vermischen und in einem luftdichten, trockenen Behälter aufbewahren. Als Packung auf die befallenen Stellen auftragen. Zum Abspülen nur warmes Wasser verwenden. Gleich danach ein kühlendes Gesichtswasser auftragen.

14.   Gesunde Ernährung:

Nachdem Sie sich um Ihre tägliche Pflege gekümmert haben, sollten Sie als Nächstes auf Ihre Ernährungsgewohnheiten achten. Die Schäden, die Ihre Haut täglich erleidet, können ohne die richtigen Nährstoffe nicht behoben werden. Damit die Haut schön und gesund bleibt, müssen die richtigen Mengen der einzelnen Inhaltsstoffe aufgenommen werden. Essen Sie Früchte mit einem hohen Vitamin-C-Gehalt, um von den Vorteilen ihres Antioxidantiengehalts zu profitieren. Um Ihre Haut mit den richtigen Nährstoffen zu versorgen, damit sie sich selbst heilen kann, sollten Sie Ihre Ernährung so gestalten, dass sie die richtigen Mengen an frischem, grünem Gemüse, ungesättigten Fetten und Proteinen enthält.

15.   Sonnenschutz und Pflege:

Meiden Sie die heiße Sonne; UV-Strahlung und Sonnenstrahlen können Ihre Haut schädigen.

Kapitel 11: 26 ungewöhnliche Methoden für eine strahlende Haut

1.　harte Sonnenstrahlen sind kein Freund der Haut:

Die Verringerung übermäßiger Sonneneinstrahlung ist die einfachste Methode, um ewig jünger auszusehen. Da 90 % der Falten durch Sonneneinstrahlung entstehen, ist es viel einfacher, Sonnenschäden vorzubeugen als sie nachträglich zu behandeln.

2.　reinigen Sie Ihre Make-up-Pinsel.

Obwohl sich auf Bürsten und Schwämmen Schmutz und Bakterien ansammeln, die zu Hautausschlägen führen können, waschen 72 % der Frauen sie nie, wie eine britische Umfrage ergab. Lose Puderbürsten sollten alle zwei Wochen gewaschen werden.

3.　gemischte Nüsse essen:

Jüngsten Studien zufolge beugen Paranüsse Hautkrebs vor und erhöhen die Elastizität der Haut. Walnüsse, die reich an Omega-3-Fettsäuren sind, wirken entzündungshemmend und beugen Akne vor. Die hochwertigen Öle und Fettsäuren der Macadamia sind dafür bekannt, dass sie die Haut revitalisieren und reparieren.

4.　desinfizieren Sie Ihre Mobiltelefone:

Eine Studie der Stanford University behauptet, dass ein iPhone stärker mit Keimen kontaminiert wird als eine öffentliche Toilette. Die Tendenz von Touchscreens aus Glas, Viren zu verbreiten, macht sie fast so gefährlich wie jemandem ins Gesicht zu niesen, wenn man mobile Geräte benutzt. All diese Keime, die bei jedem Anruf direkt auf Ihre Wange und Ihren Kiefer gelangen, verursachen Flecken und Reizungen. Um Ihr Telefon und Ihr Gesicht bakterienfrei zu halten, wischen Sie es mehrmals täglich mit einem antibakteriellen Tuch wie den Clorox Desinfektionstüchern ab.

5.   tragen Sie Ihre Schönheitsmaterialien in der richtigen Reihenfolge auf:

Vielleicht noch wichtiger als die Produkte selbst ist die Reihenfolge, in der Sie sie anwenden. Wählen Sie nach dem Reinigen und Abtrocknen Produkte mit der höchsten Wirkstoffkonzentration. Da diese am stärksten sind, sollten Sie sie direkt auf Ihre Haut auftragen. Zuerst sollten wasserlösliche Produkte aufgetragen werden, dann dickere, cremigere Produkte. Wenn Sie umgekehrt vorgehen, können die Bestandteile der leichteren Creme die Haut nicht erreichen und einwirken.

6.   vermeiden Sie Milchprodukte in der Ernährung:

Molkereiprodukte. Selbst in Bio-Milchprodukten sind Kuhhormone enthalten, die die Poren und Talgdrüsen stimulieren und Akne verursachen. Seien Sie vorsichtig beim Verzehr von Milchprodukten, Shakes, Proteinriegeln und IKE-Salatdressing. Verwenden Sie weiterhin Magermilch. Fett ist die beste Wahl, denn darin sind die Hormone konzentriert.

7.   ausreichend Schlaf bekommen:

Wir bezeichnen ihn als Schönheitsschlaf. Schlafmangel vermindert die Durchblutung, weshalb man bei zu wenig Schlaf leblos und ausgelaugt wirkt. Dies ist auch die beste Zeit, um Ihre Haut zu erneuern. Ihre Haut regeneriert ihre Zellen während der Nacht, also geben Sie ihr alle Nährstoffe und feuchtigkeitsspendenden Mittel, die sie braucht, um gut zu funktionieren.

8. ein Peeling für kleiner aussehende Poren:

Wenn man bedenkt, wie winzig etwas erscheinen kann, ist es überraschend, dass vergrößerte Poren zu den häufigsten Schönheitsproblemen gehören. Poren erscheinen größer, wenn sie mit Ablagerungen, Öl, abgestorbenen Hautzellen und dem Hautprotein Keratin verstopft sind.

Wenn diese Pfropfen herausgenommen werden, scheinen sie zu schrumpfen. Beginnen Sie regelmäßig mit einem Peeling, um die

Entfernung von Schmutz zu unterstützen. Um zu verhindern, dass Ihre Poren mit zunehmendem Alter größer werden, sollten Sie sich nicht in der Sonne aufhalten. Sonneneinstrahlung baut Kollagen ab, was sich auch auf die Größe der Poren auswirkt.

9.   vernachlässigen Sie nicht Ihren Hals und Brustkorb:

Viele Menschen beenden ihr Hautpflegeprogramm am Kinn. Wenn wir unseren Hals und unsere Brust vernachlässigen, führt das zu Falten, schlaffer Haut und dunklen Flecken, die wir mit hohen Ausschnitten zu kaschieren versuchen. Die Haut in diesen Bereichen ist dünner und weniger gut durchblutet, was die Heilung erschwert. Häufig übersehen wir, diese Regionen vor der Sonne zu schützen. Verwenden Sie für Ihr Gesicht die gleichen Kosmetika wie für sich selbst.

10.   Entfernen Sie Ihr Make-up vor dem Schlafengehen:

Rückstände und Make-up auf der Haut können die Poren verstopfen, zu extremer Trockenheit und sogar zu Schuppenbildung führen. Eine zuckerähnliche Substanz, die in den meisten Kosmetika enthalten ist, hat die Fähigkeit, Bakterien über Nacht wachsen zu lassen. Entfernen Sie auch jegliches Augen-Make-up, da dies zu schuppigen Ausschlägen um die Augen oder Milia-Zysten, winzigen weißen Beulen, führen kann.

11.   falls Sie nicht genug geschlafen haben:

Um einen erholsamen Schlaf zu simulieren, trinken Sie etwas Sojamilch. Natürliche entzündungshemmende Wirkstoffe reduzieren Schwellungen, und Sojaproteine versorgen die Haut mit Feuchtigkeit, so dass sie weniger trocken wirkt. Maes Augen erscheinen weniger rot, da kalte Sojamilch die Schwellungen und die Verengung der Venen verringert. Gießen Sie eine kleine Menge Sojamilch in eine Schüssel, tränken Sie zwei Wattebällchen darin und drücken Sie dann die überschüssige Milch aus, um eine beruhigende, rötungsreduzierende Kompresse herzustellen. Bedecken Sie anschließend fünf Minuten lang Ihre Augen mit den Wattebällchen (oder jeden anderen Bereich Ihres Gesichts, der gerötete oder gereizte Haut aufweist).

12. Befreien Sie Ihre geschwollenen Augen am Morgen:

Unsere Augen füllen sich jede Nacht mit Flüssigkeit, weil wir in einer liegenden Position sind. Versuchen Sie, beim Schlafen zwei Kissen zu benutzen, um Ihr Gesicht anzuheben. Massieren Sie am Morgen die überschüssige Flüssigkeit weg.

13. Vermeiden Sie heißes Wasser:

Auch wenn es sich gut anfühlt, ist eine dampfende Dusche eines der schlechtesten Dinge, die Sie Ihrer Haut antun können. Die Hitze verursacht ein leichtes Brennen und entzieht der Haut ätherische Öle. Der Versuch, die Haut zu kühlen, führt dazu, dass sich die Blutgefäße weiten, was Rötungen verursacht. "Eine heiße Dusche mag in den Zwanzigern helfen, sich besser zu fühlen, aber in den Dreißigern kann sie zwei Stunden dauern. In den Vierzigern kann die Haut einfach nicht mehr zu ihrer früheren Größe zurückkehren.

14. regelmäßig mit Feuchtigkeit versorgen:

Sie haben noch ein kleines Zeitfenster, bevor die Feuchtigkeit dauerhaft verloren geht, denn die Haut kühlt auf natürliche Weise durch verdunstendes Wasser ab. Die meisten Lotionen und Cremes enthalten aktive Chemikalien, die eine Barriere bilden, um die Hautoberfläche zu schützen und Feuchtigkeit zu binden.

Verwenden Sie regelmäßig Feuchtigkeitscremes.

15. Seien Sie besonders sanft, wenn Sie Ihr Gesicht enthaaren:

Wachsen und Zupfen kann Narben oder Flecken hinterlassen, insbesondere bei Frauen mit dunklerem Teint. Um Ihre Haut auf die Rasur vorzubereiten, waschen Sie den Bereich mit einer antibakteriellen Seife. Damit Ihre Haut nach der Behandlung schnell heilt und wieder zur Ruhe kommt, sollten Sie außerdem darauf achten, dass Ihre Pflege entzündungshemmende Inhaltsstoffe enthält, um Verfärbungen zu vermeiden.

16.   Wassermelone als Snack essen:

Ein Lebensmittel mit hohem Lycopingehalt, wie die Wassermelone, kann dazu beitragen, künftigen Falten vorzubeugen, das Hautkrebsrisiko zu senken und die durch Sonneneinstrahlung verursachten Schäden zu verringern. Mischen Sie die Wassermelone in Salate, Salsas und Smoothies und nehmen Sie täglich eine Tasse davon zu sich.

17.   exfolieren ohne zu schrubben:

Wenn sich im Laufe der Zeit abgestorbene Hautzellen ansammeln, können die natürlichen Enzyme der Haut diese nicht mehr so gut abbauen, so dass Ihr Teint grau und aschig wirkt. Suchen Sie nach organischen Peelings.

18. Setzen Sie   Ihre Sonnenbrille auf:

Im Vergleich zu Make-up bieten sie einen besseren Schutz gegen Falten und Alterung in der Augenpartie. Ihre Augen sind für das Sonnenlicht ausgelegt, aber die Haut um sie herum ist am dünnsten, weshalb man dort Anzeichen der Alterung bemerkt. Wählen Sie eine polarisierte Brille, die breit genug ist, um die Augenpartie vollständig abzudecken, um Falten zu vermeiden.

19.   3 Liter Wasser täglich trinken:

Wasser beseitigt Giftstoffe, die Reizungen und Verfärbungen verursachen. Außerdem schützt es vor Dehydrierung, die den Alterungsprozess beschleunigen kann, und hilft bei der Übertragung von Nährstoffen und Sauerstoff auf die Hautzellen. Trinken Sie drei Liter Wasser pro Tag, oder mehr, wenn Sie in einem heißen Klima leben oder körperlich aktiv sind. Verwenden Sie einen hautberuhigenden Tee wie Minze oder Kamille, um der Haut einen Hauch von Geschmack zu verleihen.

20. Seien   Sie vorsichtig mit Ihren Produkten:

Auch wenn jeder gerne Ergebnisse sehen möchte, kann Geduld garantieren, dass die Ergebnisse, die Sie erhalten, vorteilhaft sind. Verwenden Sie bei der ersten Anwendung jeden zweiten Tag ein neues Produkt und probieren Sie nicht mehr als eines auf einmal aus. Führen Sie mindestens alle drei bis vier Tage ein neues Produkt ein, wenn Sie eine neue Hautpflegeserie verwenden. Es wird selten vorkommen, dass Sie sich trocken, gereizt oder verbrannt fühlen. Wenn das der Fall ist, werden Sie den Grund dafür schnell herausfinden. Bevor Sie ein neues Produkt absetzen, sollten Sie mindestens 12 Wochen und bis zu 6 Monate warten, um zu sehen, ob sich Ihre Haut tatsächlich verbessert.

21.   Kohlenhydrate einschränken:

Der Verzehr von viel Fett und Kohlenhydraten kann laut Forschung dazu führen, dass man älter aussieht. Cremige Käsesorten und fettes Fleisch werden manchmal als "Alterungsfette" bezeichnet, weil sie unserer Haut schaden. Halten Sie sich an magere Proteinquellen wie Fisch, weißes Fleisch (Geflügel), Bohnen und Linsen, um Ihre Zellen zu verjüngen.

22.   vergessen Sie Ihr Gemüse nicht:

Suchen Sie nach einer Anti-Aging-Creme, die Antioxidantien aus Pflanzen, wie Soja oder Pilzen, enthält. Pflanzen helfen durch ihre krebshemmenden Eigenschaften, die Verdauung zu überstehen, wenn wir sie essen. Berücksichtigen Sie die Auswirkungen ihrer starken, lang anhaltenden Wirkung, wenn sie topisch angewendet werden.

23.   Iss deinen Brokkoli:

Sie sind besser als Orangen. Studien zeigen, dass eine Vitamin-C-reiche Ernährung dazu beiträgt, die durch freie Radikale verursachten DNA-Schäden zu beseitigen, die für Falten und schlaffe Haut verantwortlich sind. Um die Wundheilung zu fördern und die Haut zu schützen, sollten Sie Ihre Vitamin-C-Zufuhr erhöhen. Sie können auch darüber nachdenken, etwas davon direkt auf Ihre Haut aufzutragen. In einer Studie zeigte sich bei Frauen, die sechs Monate lang eine Vitamin-C-Creme zur Behandlung sonnengeschädigter Haut verwendeten, eine spürbare Verbesserung des Erscheinungsbildes von feinen Linien und Verfärbungen.

24.   Nehmen Sie die Hände vom Gesicht:

Selbst leichtes Zupfen an der Haut kann irreversible Schäden verursachen. Wenn Sie aufhören, Ihre Haut zu berühren, kann es sein, dass der Pickel abheilt, ohne dass Sie Medikamente benötigen. Wenn Sie einen Pickel auspressen, wird die Haut rot und gereizt. Erschwerend kommt hinzu, dass das Bakterium tief in das Loch hineingedrückt wird, während gleichzeitig die Ölzellen platzen. Weitere Pickel sowie Verfärbungen und Narbenbildung sind die Folge.

25.   schenken Sie Ihrer Haut einen Beerengeschmack:

Eine Studie hat ergeben, dass Himbeeren reichlich Ellagsäure enthalten, ein Antioxidans, das Falten auf der Haut vorbeugt. Sie sorgt dafür, dass das Kollagen, das der Haut ihre Geschmeidigkeit und Schönheit verleiht, nicht durch die Sonne zerstört wird. Für eine optimale Feuchtigkeitsversorgung mischen Sie Honig unter, der von Natur aus Wasser in der Haut bindet. Für feine Haut sollten Sie dieses Rezept ausprobieren. Nachdem Sie die Mischung mit einem Teelöffel Honig und einer Handvoll Himbeeren püriert haben, tragen Sie die Gesichtsmaske auf und schrubben die Haut fünfzehn bis zwanzig Minuten lang. Nach dem Abspülen trocken tupfen.

26.   Diät:

Sie müssen viel Wasser trinken, wenn Sie einen schönen, glatten und strahlenden Teint von innen heraus haben wollen. Trinken Sie Fruchtsaft, um die Durchblutung zu fördern. Verzehren Sie grünes Gemüse, Fisch, Eier, Nüsse, Haferflocken, Melonen, Karotten, Äpfel, Guaven und Birnen. Der tägliche Verzehr von Amla-Saft und Milch mit einer kleinen Menge Safran wird empfohlen.

Kapitel 12: 15 natürliche Methoden, um Ihre Haut weich zu machen

1. Natives Kokosnussöl: Massieren Sie es leicht in Ihre Haut ein. Es spendet Ihrer Haut Feuchtigkeit und schützt sie vor schweren Formen von Akne. Tragen Sie Kokosnussöl auf Ihre Haut auf und massieren Sie sie drei- bis viermal pro Woche. Der Alterungsprozess Ihrer Haut kann durch eine Massage mit nativem Kokosnussöl und Vitamin E aufgehalten werden.

2. Reife Papaya-Paste: Massieren Sie sie sanft auf Ihr Gesicht oder Ihren Körper und lassen Sie sie zehn bis fünfzehn Minuten einwirken, bevor Sie sie mit Wasser abwaschen. Sie erhalten eine weiche, erfrischte Haut.

3. Banane und Flüssigmilch: Zwei Bananen zerdrücken und mit der Milch zu einer Paste verrühren. Tragen Sie die Paste auf Ihr Gesicht auf, lassen Sie sie zwanzig Minuten einwirken und waschen Sie sie dann ab.

4. Nehmen Sie Omega-3-Fettsäuren zu sich, die Ihre Haut glatt und jugendlich aussehen lassen, indem Sie mindestens ein- bis zweimal pro Woche fetten Fisch wie Makrele und Sardine essen.

5. Tragen Sie die Paste aus Aprikose und Honig auf Ihre Haut auf. Lassen Sie sie zehn bis fünfzehn Minuten in Wasser einweichen. Sie mildert Falten, hilft, überschüssiges Hautfett loszuwerden, und hinterlässt ein glattes, weiches und jugendliches Hautgefühl.

6. Ihre Haut sollte einmal pro Woche oder mindestens einmal alle zwei Wochen ein Peeling erhalten. Die Haut wird nach dem Peeling glatt und weich, und die abgestorbenen Hautzellen werden entfernt.

7. Geriebene Karotte mit einem Löffel Honig kombinieren: Auf das gesamte Gesicht auftragen und eine Viertelstunde einwirken lassen. Nach zehn bis fünfzehn Minuten mit Wasser abspülen.

8.   Blattgemüse und Bohnen sind ausgezeichnete Vitamin-E-Lieferanten. Vitamin E hilft, Falten vorzubeugen und das jugendliche Aussehen der Haut zu erhalten.

9.   Tragen Sie die Mischung aus einem Löffel Honig, Ei, Eiweiß und geriebener Kartoffel auf Ihr Gesicht auf und lassen Sie sie trocknen. Für eine seidige, glatte Haut spülen Sie es mit kaltem Wasser ab.

10.   Für eine seidige, glatte Haut im Gesicht und am Hals kombinieren Sie Honig und Rosenwasser.

11.   Mischen Sie einen Teelöffel Rosenwasser mit einem Teelöffel Honig. Wie eine Maske verwenden. Nach fünfzehn Minuten mit frischem Wasser abwaschen.

12.   Saure Sahne und Erdbeere kombiniert: Nach 30 Minuten Waschen mit Süß- oder Regenwasser tragen Sie die Mischung auf Gesicht und Hals auf. Die Haut wird dadurch geschmeidig.

13.   Kreieren Sie eine Gesichtsmaske aus Joghurt und Avocado: Neben anderen natürlichen Ölen und Vitamin E ist die Avocado ein hervorragender Feuchtigkeitsspender für trockene Haut. Das beste Lebensmittel für glatte Haut und Peeling ist Joghurt. Eine reife Avocado schälen, entkernen und in Stücke schneiden. Geben Sie die Avocado und vier Esslöffel Naturjoghurt in einen Mixer. Nachdem Sie alles gründlich gemixt haben, tragen Sie es sanft auf Gesicht und Hals auf. Nach fünfzehn Minuten mit lauwarmem Wasser abnehmen.

14.   Um trockene Haut zu nähren und mit Feuchtigkeit zu versorgen, wirkt eine Gesichtsmaske aus Bananen, Honig und Joghurt wahre Wunder. Für dieses Rezept benötigen Sie einen Esslöffel Honig, zwei Bananen und 1/2 Tasse Joghurt. Mischen Sie alle Zutaten, bis sie gut miteinander verbunden sind. Entferne sie mit warmem Wasser. Joghurt entfernt abgestorbene Hautzellen, spendet Feuchtigkeit und macht trockene, rissige Haut weicher.

15. Wasser ist wichtig, um Giftstoffe und andere schädliche Chemikalien aus Ihrem Körper zu entfernen. Ziel ist es, zwei bis drei Liter Wasser pro Tag zu trinken. Außerdem trägt es dazu bei, dass Ihre Haut glatt und jugendlich bleibt.

16. Achten Sie darauf, dass Sie regelmäßig Sport treiben, denn das strafft Ihre Muskeln und verhindert, dass Ihre Haut erschlafft. Außerdem fördert Bewegung die Gesundheit der Haut und die Blutzirkulation. Es glättet und perfektioniert Ihre Haut.

Kapitel 13: Hausgemachte Schönheitstipps für helle Haut

1. Zitrone ist ein ausgezeichnetes Bleichmittel, das Ihnen helfen kann, Ihre Probleme mit der Blässe zu überwinden und ein strahlendes Gesicht zu bekommen.
2. Das Auftragen von Kartoffelsaft auf die Haut ist eine gute Methode, um das Gesicht allmählich aufzuhellen.
3. Wenden Sie dieses schnelle und einfache Mittel an, bevor Sie zu einer Party gehen. Um die unglaublichen Ergebnisse zu sehen, schälen Sie eine Banane, nehmen Sie das Fruchtfleisch, mischen Sie es gut und tragen Sie es auf Ihr Gesicht auf. Es ist ideal, die Paste zehn bis fünfzehn Minuten lang auf deinem Gesicht zu lassen.
4. Papayasaft ist eine schnelle und einfache Methode, um abgestorbene Hautzellen aus dem Gesicht zu entfernen und ihm einen schöneren, strahlenderen Teint zu verleihen.
5. Verwenden Sie eine Mischung aus Gurken- und Zitronensaft auf Ihrer Haut, um sie aufzuhellen. Das funktioniert besonders gut bei fettiger Haut.
6. Schlagen Sie ein Ei auf, nehmen Sie das Eiweiß heraus und tragen Sie es auf Ihr Gesicht auf. Das Ergebnis ist eine glatte, seidige Haut. Sobald Sie die Paste mit Milch vermischt haben, tragen Sie sie auf Ihre Haut auf, um sie zum Strahlen zu bringen und die Poren von Ablagerungen zu befreien.
7. Nach dem Trocknen wird die Orangenschale zermahlen. Sobald die Paste mit Milch vermischt wurde, tragen Sie sie auf Ihre Haut auf, um sie zum Strahlen zu bringen und die Poren von Ablagerungen zu befreien.
8. Zink und Milchsäure, die beide gut für die Haut sind, sind in Quark enthalten. Um schnell eine schönere Haut zu bekommen, tragen Sie Joghurt auf Ihre Hautoberfläche auf.

9. Diese natürliche Therapie wirkt Wunder bei der Aufhellung der Haut, der Beseitigung verstopfter Poren und der Behandlung trockener Haut. Verwenden Sie Mandel- und Olivenöl.
10. Die Verwendung von Rosenwasser ist eine der besten Methoden, um Ihre Haut weich und schön zu machen.

Kapitel 14: Was man tun kann, um natürlich schön auszusehen

1. Ernähren Sie sich gesund: Verzehren Sie gesunde Lebensmittel wie Meeresfrüchte und frisches Obst und Gemüse. Sie müssen andere Lebensmittel verzehren, aber halten Sie die Kalorien-, Fett- und Zuckerzufuhr auf ein Minimum. Vermeiden Sie den übermäßigen Genuss von Junkfood wie Pizza, Keksen, Kuchen und Keksen. Wenn Sie hungern, um Gewicht zu verlieren, wird das nicht lange gut gehen, und Sie laufen Gefahr, größere gesundheitliche Probleme zu entwickeln. Achten Sie auf eine gesunde, ausgewogene Ernährung mit viel Wasser, Obst, Gemüse und Eiweiß.

2. Gesunde Flüssigkeiten zu sich nehmen: Trinken Sie täglich viel kühles, nicht kaltes Wasser. Wasser entfernt Giftstoffe aus Ihrem Körper und verleiht Ihrer Haut einen gesunden Glanz. Vermeiden Sie zu viel Koffein und schränken Sie Ihren Alkoholkonsum ein.

3. Holen Sie sich viel Vitamin D (frische Luft) und regelmäßige Bewegung: Beides lässt Sie jünger aussehen und sich jünger fühlen.

Bewegung hilft Ihnen, in Form zu bleiben, setzt gespeicherte Energie frei, die sonst nur schwer zu kontrollieren wäre, und gibt Ihnen neue Energie. Bewegung ist der effektivste Weg, um Stirnfalten loszuwerden. Treiben Sie regelmäßig Sport, um Ihr aktuelles Fitnessniveau zu halten. Es ist wichtig, die Zeiten zu erkennen, in denen Sie am produktivsten sind - wenn Sie weder übermäßig aktiv noch unteraktiv sind.

4. Schlafen Sie jede Nacht mindestens 6-8 Stunden.

Sie müssen Ihren Körper besser verstehen, um Ihr Schönheitsprogramm zu entwickeln. Entdecken Sie, was am besten zu Ihnen passt, indem Sie sich Ihres Körpers bewusst werden.

Welchen Hauttyp haben Sie, Mischhaut, fettige oder trockene Haut? Welche Textur hat Ihr Haar?

Wie reagiert Ihre Haut auf bestimmte Kosmetika?

Die Kenntnis dieser Komponenten wird Ihnen helfen, eine Schönheitskur zu entwickeln, die Ihr attraktives Aussehen auf natürliche Weise bewahren wird. Die folgenden Schritte werden Ihnen helfen, diese Ideen zu verstehen und sie in Ihrer Praxis erfolgreich anzuwenden.

A. Um die Haut aufzuwecken und ihr ein gesundes Strahlen zu verleihen, sollten Sie ein Peeling machen. Wiederholen Sie dies einmal pro Woche. Wenn Sie zu viel peelen, kann es häufiger zu Ausbrüchen kommen.

B. Vermeiden Sie es, Ihr Gesicht mit heißem Wasser zu waschen. Es wird dadurch ausgetrocknet. Verwenden Sie immer normales oder kaltes Wasser, das Ihre Haut belebt.

C. Verwenden Sie täglich eine Feuchtigkeitscreme für Ihre Haut. So bleibt Ihre Haut auch mit zunehmendem Alter glatt und jugendlich. Um zu verhindern, dass Schweiß und Ablagerungen, die sich tagsüber auf der Haut ansammeln, eingeschlossen werden, tragen Sie vor dem Schlafengehen eine Feuchtigkeitscreme auf.

D. Dampfen Sie Ihr Gesicht regelmäßig. Bringen Sie 1,5 Liter Wasser zum Kochen. Sobald Sie können, gießen Sie das heiße, kochende Wasser in den Behälter. Um den größten Nutzen zu erzielen, bedecken Sie Ihren Kopf mit einem Tuch und heben Sie Ihr Gesicht über die Schüssel mit dem heißen Wasser. Durch die extreme Hitze fühlt sich Ihr Gesicht an, als würde es dampfend werden. Durch die Hitze werden die Bakterien gezwungen, auf die Haut zurückzukehren, und werden so effektiv abgetötet, was eine wirksame Methode zur Beseitigung von Hautunreinheiten und Narben ist.

E. Sparsam mit Make-up umgehen. Wahre Schönheit wird durch starkes Make-up verborgen! Konzentrieren Sie sich stattdessen auf Ihre Haut. Wenn Sie Ihr Gesicht vor dem Schlafengehen mit Kokosnussöl einreiben, wird Ihr Teint klarer und glatter, und auch Akne wird behandelt. Übermäßiges Make-up kann ein gesundes

Strahlen zerstören. Außerdem bringt es den Leuten bei, eine abnormale Version von Ihnen zu erwarten.

F. Erwägen Sie, auf Make-up zu verzichten. Langfristig ist es besser, wenn Sie Ihre Haut atmen lassen. Waschen Sie Ihr Gesicht immer mit warmem Wasser und entfernen Sie Ihr Make-up, bevor Sie ins Bett gehen.

G. Pflegen Sie Ihr Haar gut. Waschen Sie Ihr Haar lieber mit warmem oder lauwarmem als mit heißem Wasser. Mit heißem Wasser werden alle natürlichen Öle entfernt. Stylen Sie es je nach Jahreszeit, damit Sie sich wohl fühlen und Ihr Haar vor den Elementen geschützt ist. Achten Sie darauf, dass Ihr Haar immer gekämmt ist, damit es den ganzen Tag über in Form bleibt. Verwenden Sie ein hochwertiges Shampoo und eine Pflegespülung (verwenden Sie nach Möglichkeit nur Bio-Produkte). Um das Haar nicht zu sehr auszutrocknen, vermeiden Sie alles, was Sulfate enthält.

Um Rückstände zu entfernen, fügen Sie Ihrem Shampoo gelegentlich ein wenig Backpulver hinzu.

H. Um ein strahlendes Lächeln zu haben, sollten Sie Ihre Zähne putzen, aufhellen und eine gute Zahnpflege betreiben. Für saubere Zähne und einen frischen Atem sollten Sie Mundwasser und Zahnseide verwenden. Putzen Sie Ihre Zähne mit einer Prise Backpulver, Salz und Essig, damit sie heller werden.

Kapitel 15: Eine natürlich schöne Haltung bewahren.

1. Lächeln. Sie werden ein anderes Ich zeigen. Meiden Sie Pepsi, Cola usw. Ihre Zähne verfärben sich und erscheinen gelb, wenn Sie lächeln.
2. Üben Sie regelmäßig oder täglich Dankbarkeit aus. Das Führen eines Dankbarkeitstagebuchs kann Ihnen helfen, optimistisch und fröhlich zu bleiben.
3. Nehmen Sie eine gute Körperhaltung ein und stehen Sie aufrecht. Rollen Sie Ihre Schultern ein paar Mal herum, um ein Gefühl dafür zu bekommen, wo sie sein sollten. Halten Sie den Kopf hoch. Versuchen Sie nicht, eine "Vorwärts-Kopf-Haltung" einzunehmen, indem Sie Kopf und Schultern gerade halten.
4. Strahlen Sie Selbstvertrauen aus, wenn Sie es nicht sind. Versuchen Sie es mit Affirmationen und Selbstbehauptungstraining. Erinnern Sie sich immer wieder daran, dass Sie attraktiv sind und es immer sein werden.
5. Versuchen Sie, mit Ihrer Identität zufrieden zu sein. Es mag einige Zeit dauern, dies zu lernen, und die Ereignisse des Lebens mögen Sie gelegentlich aus dem Gleichgewicht bringen, aber versuchen Sie, dies als Ihren Dreh- und Angelpunkt beizubehalten und immer wieder zu der Person zurückzukehren, die Sie jetzt sind, die Sie in der Vergangenheit waren und die Sie in der Zukunft sein werden.
6. Wenn Sie sagen, Sie seien nicht attraktiv, fühlen Sie sich nur noch schlechter. Seien Sie stets selbstbewusst und optimistisch; Ihr Auftreten und Ihre Stimme werden dies vermitteln.
7. Tragen Sie Kleidung, die Ihre besten Eigenschaften betont und in der Sie sich wohl fühlen. Ziehen Sie nichts an, was Ihren Körper nicht betont. Sie müssen nicht jeden Modetipp befolgen, der Ihnen begegnet, aber Sie sollten etwas Zeit investieren, um zu lernen, wie Sie die Schönheit Ihrer

individuellen Figur betonen können. Um stilvoll und modern auszusehen, sollten Sie Ihr Kleid mit ergänzenden Accessoires kombinieren.

8. Lassen Sie sich nicht stressen und bewegen Sie sich nicht zu schnell. Nehmen Sie sich jeden Tag mindestens zehn Minuten Zeit, um einer beruhigenden Tätigkeit nachzugehen.

9. Vermeiden Sie Make-up, das mit zu vielen Chemikalien belastet ist. Verwenden Sie stattdessen natürliche Produkte, aber nur in kleinen Mengen.

10. Mindestens einen Monat lang können Sie Ihre Wimpern (und gegebenenfalls auch Ihre Augenbrauen) nachts mit Vaseline pflegen, um mehr Wachstum und Glanz zu erzielen.

11. Versuchen Sie Mascara aufzutragen, wenn Sie lange Wimpern haben möchten, ohne falsche Wimpern zu benutzen.

Warnungen:

1. Verwenden Sie natürliche Öle und Honig, um Ihre Haut sanft zu reinigen und mit Feuchtigkeit zu versorgen, anstatt scharfe Reinigungsmittel oder Adstringentien zu verwenden.

2. Vergewissern Sie sich vor der Verwendung von Make-up, dass Sie keine Allergien gegen eines der Produkte haben. Vermeiden Sie es, sich mit anderen Menschen zu vergleichen.

3. Ziehen oder zerren Sie nicht an Ihrer Haut. Versuchen Sie, Ihre Haut nicht zu berühren, wenn Sie Ihren täglichen Aufgaben nachgehen. Führen Sie bei der Reinigung Ihrer Haut sanfte Massagebewegungen aus.

Kapitel 16: 10 natürliche Schönheitstricks mit Kochzutaten

1. Zucker-Hautpflege.

Künstliche Produkte sind leicht auszuprobieren, aber sie enthalten manchmal schädliche Chemikalien. Natürliche Stoffe in Ihrer Küche sind manchmal sehr gut für Sie. Ein Mehrzweckprodukt wie Zucker kann Ihnen auf eine Weise dienen, an die Sie nie gedacht hätten. Mischen Sie Wasser, eine Paste und ein paar Esslöffel Zucker. Tragen Sie diese Paste auf die feuchte Haut auf, lassen Sie sie einige Minuten einwirken und spülen Sie sie dann mit kaltem Wasser ab. Tragen Sie Kakaobutter als Feuchtigkeitsspender auf.

2. Grüner Tee Spray.

Rezept: 1 Grünteebeutel, Sprühflasche

Methode: Verwenden Sie einen grünen Teebeutel und kochendes Wasser, um den Tee wie gewohnt zuzubereiten, und lassen Sie ihn dann abkühlen. Sobald er abgekühlt ist, füllst du ihn in eine Sprühflasche und stellst sie in den Kühlschrank. Wenn Sie nach einem langen Aufenthalt in der Sonne zurückkommen, sprühen Sie ihn auf Ihre Haut, um sie zu erfrischen und um Sonnenschäden zu verhindern. Bonus: Legen Sie den gebrauchten Teebeutel in den Gefrierschrank und verwenden Sie ihn, sobald er kalt ist, auf Ihren Augen, um Schwellungen zu reduzieren.

3. Peeling mit braunem Rohzucker und Honig

Rezept: 1 Esslöffel Honig, eine halbe Tasse roher brauner Zucker, Traubenkernöl.

Verfahren: Mischen Sie Honig und braunen Zucker und fügen Sie etwa 3 Tropfen Traubenkernöl hinzu. Die gereinigte Haut mit dieser Mischung schrubben, auftragen und dann mit warmem Wasser abnehmen. Der Honig wirkt als Peeling, während das Traubenkernöl die Haut pflegt und geschmeidig macht.

4. Apfelessig-Bad

Kochrezept: Eine halbe Tasse Apfelessig. 1/3 Tasse Sonnenblumenöl.

Methode: Nehmen Sie lauwarmes oder warmes Wasser in eine Badewanne, fügen Sie Apfelessig und Sonnenblumenöl hinzu. Lassen Sie sich darin baden. Apfelessigbäder sind ideal für Menschen, die unter extrem trockener Haut mit juckenden Stellen leiden, wie sie bei Ekzemen und Schuppenflechte auftreten. Der Essig lindert die unangenehmen Flecken, während das Sonnenblumenöl die Haut beruhigt und weich macht.

Da das Wasser nicht heiß, sondern warm ist, wird eine weitere Reizung oder Verbrühung des bereits entzündeten Hautgewebes vermieden.

5. Bentonit-Ton-Entgiftungsmaske

Bentonit-Tonerde erhalten Sie in Reformhäusern.

Rezept: Bentonit-Ton, 2 Esslöffel Apfelessig, ein beliebiges ätherisches Öl.

Methode: Stellen Sie eine weiche Mischung aus Bentonit-Ton und Apfelessig her (wenn Sie empfindliche Haut haben, ersetzen Sie den Essig durch 2 Esslöffel saure Sahne) und reiben Sie die Haut damit ein. Lassen Sie es vollständig trocknen. Während des Trocknens ist es normal, ein pulsierendes Gefühl zu verspüren. Keine Sorge, es ist die Maske, die diese irritierenden Giftstoffe herauszieht, die Ihre Haut rot erscheinen lassen, tragen Sie Traubenkern- oder Mandelöl auf und lassen Sie Ihre Haut ruhen.

6. Öl-Reinigung; für weiche Haut

Verwenden Sie Rizinusöl in Kombination mit Oliven-, Kokos- oder Mandelöl, um Ihre Haut zu reinigen, anstatt starke Seife zu verwenden. Ihre Haut wird dadurch auf natürliche Weise gereinigt, und ihre natürlichen Öle werden nicht extrahiert. Eine gute

Kombination ist 25 % Süßmandelöl und 75 % Rizinusöl (niemals allein verwenden).

Methode: Tragen Sie ein wenig Öl auf das trockene Gesicht auf und reiben Sie es einige Zeit in die Haut ein. Zum Entfernen legen Sie einen sauberen Waschlappen auf Ihr Gesicht und halten ihn dort, bis er abzukühlen beginnt. Wischen Sie Ihr Gesicht sanft mit dem Waschlappen ab, bis das gesamte Öl entfernt ist.

7. Lebensmittel-Gesichtsmaske

Viele der Lebensmittel, die Sie zum Frühstück essen, sind auch gut für Ihre Haut.

Wie? Mischen Sie Honig, Naturjoghurt oder aufgeschlagenes Eiweiß, um eine wunderbare straffende Maske herzustellen, die die Haut zum Strahlen bringt.

8. Natürlich weiße Zähne.

Backpulver gemischt mit Erdbeeren ergibt eine wirksame, natürliche Lösung zur Zahnaufhellung. Ölziehen ist eine Technik zur Zahnaufhellung, bei der man Öl im Mund herumwirbelt und es dann wegwirft.

Wie man es anwendet: Mischen Sie Backpulver und pürierte Erdbeeren zu gleichen Teilen, um eine Paste herzustellen. Bedecken Sie die Zähne mit einer Zahnschiene oder einem Mundschutz für bis zu dreißig Minuten. Wiederholen Sie diesen Vorgang ein paar Mal pro Woche, bis Ihre Zähne so weiß wie möglich sind. Um den Prozess zu beschleunigen, spülen Sie jeden Abend einen Esslöffel Olivenöl zwanzig Minuten lang aus, spucken Sie dann gründlich aus und putzen Sie die Zähne. Sie können sich von der aufhellenden Wirkung dieses Öls und seiner Fähigkeit, Giftstoffe zu beseitigen, überzeugen.

9. Natürliche Haarspülung

Mischen Sie einige zusätzliche Frühstücksprodukte zu einer natürlichen Haarmaske, die Ihr Haar stärkt und die Sie nur selten anwenden müssen. Verwenden Sie die Maske sparsam, denn sie hilft, stark gelocktes Haar zu bändigen und sorgt für glänzendes, seidiges Haar.

Wie man es umsetzt: Pürieren Sie eine Avocado und eine Banane zusammen, bis sie glatt sind (eine gute Möglichkeit, überreife Bananen und Avocados zu verwenden). Fügen Sie ätherische Öle hinzu, um einen Duft zu erzeugen.

Setzen Sie nach dem Bürsten Ihrer sauberen, feuchten Haare eine Duschhaube auf. Diese sollte mindestens fünfzehn Minuten aufgesetzt werden.

10. Zuckerpeeling

Zucker ist ungesund für den Körper. Ihre Haut wird es Ihnen danken! Da Ihre Haut Glukose oder Fruktose nicht wie Fettzellen verstoffwechselt oder speichert, ist Zucker eine gute Möglichkeit, die Haut zu straffen und zu glätten.

Wie man es anwendet: Mischen Sie Mandel- oder Olivenöl zu gleichen Teilen mit weißem oder braunem Zucker und fügen Sie dann Ihre bevorzugten ätherischen Öle zum Aromatisieren hinzu. Massieren Sie die Mischung einige Minuten lang in die Haut ein, um sie zu peelen. Mit warmem Wasser abspülen.

Kapitel 17: Spezielle natürliche Schönheitsmethoden für schwarze Haut

Kakaobutter:

Zu den natürlichen Feuchtigkeitsspendern gehört Kakaobutter. Dehnungsstreifen sind weniger auffällig, und raue Knie und Ellbogen werden geglättet. Die beste Wirkung erzielen Sie, wenn Sie Kakaobutter zweimal täglich verwenden. Naturkostläden führen reine Kakaobutter.

Natürliches Peeling:

Peelen Sie Ihre Haut, um eine frische Schicht jugendlicher, glatter Haut zu erhalten. Mischen Sie in einer Schüssel einige Esslöffel grobes Meersalz mit so viel Orangensaft, dass eine Paste entsteht. Tragen Sie die Paste in sanft kreisenden Bewegungen auf die Haut auf. Mit kaltem Wasser abspülen, um die Poren zu verkleinern. Zum Abschluss der Gesichtsbehandlung Kakaobutter als Feuchtigkeitsspender auftragen.

Hausgemachter Honig-Glätter:

Verwenden Sie eine Honig-Feuchtigkeitspflege für eine wunderschöne, glatte Haut. Mischen Sie in einer Schüssel gleiche Teile von Naturjoghurt und Honig. Tragen Sie den Honig großzügig auf die Haut auf, während Sie duschen oder ein Bad nehmen. Nach 5 bis 10 Minuten gründlich abspülen. Tragen Sie anschließend eine Feuchtigkeitscreme auf.

Kapitel 18: Wie man Curryblatt für Schönheitsbehandlungen verwendet

Curryblätter haben ein starkes Aroma und einen Hauch von Bitterkeit. Sie enthalten neben anderen Mineralien und Vitaminen Kalzium, Phosphor, Eisen, Niacin, Vitamin B3 und Vitamin C.

1. Um vorzeitiges Ergrauen zu verhindern, sollten Sie viele Curryblätter essen. Die Fähigkeit der Blätter, die Haarwurzeln zu nähren, ermöglicht das Wachstum von gesünderen, normal pigmentierten neuen Haarwurzeln.

2. Teebaum-Tonikum: Einige Curry- und Marudhani/Mehendhi-Blätter in Kokosnussöl köcheln lassen, bis sie zu einem dunklen Rückstand zerfallen. Um das Haarwachstum zu fördern und die natürlichen Pigmentierungen zu erhalten, ist das Öl ein hervorragendes Haartonikum.

3. Zur Behandlung von Verbrennungen und Prellungen: Curryblätter sind ein nützliches Mittel bei Hautausschlägen, Verbrennungen und Blutergüssen. Auf die betroffenen Stellen wie ein Pflaster auftragen.

4. Zur Vorbeugung von Augenkrankheiten: Wenn die Augen mit frischem Curryblattsaft besprüht werden, erscheinen sie heller. Außerdem verhindert es die frühzeitige Entstehung von grauem Star.

WIE MAN KORIANDER (KORIANDER) FÜR HEILMITTEL VERWENDET

Das Blatt der Korianderpflanze, Koriander genannt, wird zur Herstellung eines Tees verwendet, der Kopfschmerzen und Harnwegsinfektionen lindert. In Kombination mit Zwiebeln oder Knoblauch wird die Fähigkeit von Koriander, Lebensmittel frisch zu halten, verbessert. Außerdem soll er die sexuelle Erregung steigern.

Hinzu kommen sein Geschmack und seine antibakteriellen Eigenschaften. Die ätherischen Öle von Koriander sind nicht nur wirksam gegen Bakterien, sondern hemmen auch das Wachstum von Salmonellen und E. Coli. Die in Koriander enthaltenen Flavonoide und Phenole helfen bei der Verdauung und beruhigen Magenverstimmungen. In der Bibel werden Koriander und Manna als Analogien verwendet. Viele Gerichte werden mit Koriander garniert. Aufgrund ihrer angeblich antimikrobiellen Eigenschaften werden Koriandersamen in der traditionellen Medizin zur Behandlung von Angstzuständen und Schlaflosigkeit eingesetzt. Nach dem Rösten wird Koriander zu einem Pulver gemahlen. Der Genuss von Koriandertee hilft bei der Ausleitung von Aluminium, Quecksilber und Blei aus dem Körper.

1. Wissenschaftliche Studien haben die therapeutischen Vorteile des Korianders bestätigt, darunter die Regulierung des Blutzuckerspiegels, die Kontrolle des Cholesterinspiegels und die Reduzierung der freien Radikale. Wenden Sie einen Umschlag aus Koriandersamen auf schmerzende Gelenke an, um Rheuma zu behandeln.

2. Das regelmäßige Kauen einiger Koriander- und schwarzer Pfeffersamen kann helfen, Halsschmerzen zu lindern.

3. Augenentzündung: Sie können den abgekühlten pulverisierten Koriander als Augenspülung verwenden, um die Schmerzen einer Bindehautentzündung zu lindern.

4. Verdauung: Bei Kopf- und Magenschmerzen je einen Teelöffel Koriander- oder Dhania-Samen und pulverisierte, getrocknete Amla-Samen eine ganze Nacht lang einweichen. Fügen Sie dann Honig hinzu und essen Sie die Samen gleich am Morgen auf nüchternen Magen. Das macht Sie außerdem hungriger.

5. Körpergeruch: Trinken Sie täglich zwei bis drei Gläser Wasser, gemischt mit einem Teelöffel Korianderpulver und zwei Teelöffeln Amla oder Stachelbeerpulver, um Körpergeruch zu reduzieren.

6. Menstruationsbeschwerden: Zerkleinern Sie die Korianderblätter zu Saft. Fügen Sie 10 bis 15 ml Saft und eine kleine Menge Kampfer hinzu. Bis zu dreimal täglich einnehmen, um starke Menstruationsblutungen zu stoppen.

7. Bei Gelenkschmerzen kombinieren Sie gleiche Mengen an pulverisierten Methodensamen, Ajowain und Koriandersamenpulver. Trinken Sie es, um Arthroseschmerzen zu lindern.

8. Husten: Ein gutes Mittel gegen Husten ist eine Mischung aus einer halben Flasche Honig und fünf Esslöffeln gemahlenen Koriandersamen.

9. Bluthochdruck: Lassen Sie einen Esslöffel grob gemahlene Koriandersamen eine ganze Nacht lang in einer Tasse gefiltertem Wasser ziehen. Schütten Sie die Samen am Morgen aus. Fügen Sie einen Löffel Kandiszucker hinzu und verzehren Sie ihn als erstes am Morgen.

10. Bei morgendlicher Übelkeit mischen Sie einen Löffel Koriandersamenpulver und gleiche Teile Zucker und Süßstoffpulver in ein Glas mit Reiswasser. Trinken Sie es als erstes am Morgen.

11. Bei einer Harnwegsinfektion lässt man grobes Korianderpulver die ganze Nacht über in abgekühltem, kochendem Wasser ziehen. Am Morgen vor dem Verzehr filtern.
12. Die chinesische Medizin sagt, dass Koriander nicht nur warm und scharf ist und sich positiv auf Lunge und Milz auswirkt, sondern auch zum Schwitzen anregt und die Verdauung fördert.
13. Schlechter Atem und Mundgeruch: Koriander wird im Allgemeinen zur Behandlung dieser Beschwerden eingesetzt. Ein Koriandertee kann bei Problemen im Zusammenhang mit einer übermäßigen Magensäureproduktion helfen und Erkältungen und Magenschmerzen beseitigen.

Wenn Sie unter starkem Durst oder rissigen Lippen leiden, ist Koriander nichts für Sie. Der regelmäßige Verzehr von Koriander mindert den Geruch des Urins aufgrund der inneren Hitze.

Kapitel 19: Wie man dunkle Flecken und Flecken auf der Haut entfernt

1. WIE SIE DUNKLE HAUT AUF DEM RÜCKEN ENTFERNEN KÖNNEN:

Für Frauen, vor allem wenn sie Blusen tragen, kann ein dunkler Fleck auf dem Rücken ein großes Problem darstellen. Sonneneinstrahlung könnte die Ursache sein. Auch zurückhaltende Frauen können ihn gelegentlich haben. Auch im Nackenbereich ist der dunkle Farbton zu sehen. Versuchen Sie dieses natürliche Heilmittel. Damit diese Behandlung ihre volle Wirkung entfalten kann, ist Konsequenz erforderlich. Das Auftragen von Kokosöl oder einem Öl Ihrer Wahl ist der erste Schritt. Kokosnussöl hat jedoch regenerierende Eigenschaften. Arbeiten Sie das Öl gründlich in den Rücken ein, indem Sie es einmassieren. Anschließend pulverisieren Sie die Mandelkerne. Rühren Sie die Hälfte der Menge an pulverisiertem Sandelholz ein. Danach fügen Sie Milch hinzu, um eine Paste zu erhalten. Geben Sie den Saft von ein paar Zitronen dazu. Tragen Sie diese Mandelpackung auf den Rücken auf.

Es wird empfohlen, diese Packung in kreisenden Bewegungen anzuwenden. Lassen Sie die Packung 10 bis 15 Minuten lang ruhen. Danach spülen Sie sie ab. Schon bei der ersten Anwendung können Sie mit einer allmählichen, aber spürbaren Verbesserung rechnen. Um eine optimale Wirkung zu erzielen, wiederholen Sie die Anwendung täglich.

2. DUNKLE LIPPEN

Dunkle Lippen können ein kleines, aber beunruhigendes Problem sein. Dafür kann es eine Reihe von Ursachen geben. Auch wenn das

Gesicht hell erscheint, könnte die allgemeine Fairness beeinträchtigt sein, wenn die Lippen dunkel sind. Versuchen Sie diese einfache Lösung. Mischen Sie Kokosnussöl und Mandelöl zu gleichen Teilen und tupfen Sie es auf Ihre Lippen. Eine andere Möglichkeit besteht darin, Vaseline und Honig zu mischen und auf die Lippen aufzutragen. Nach ein paar Wochen Anwendung wird es besser. Sie können dies tun, wann immer es für Sie am günstigsten ist. Vergessen Sie aber nicht, mindestens zehn Minuten wegzugehen.

3. DUNKLER FARBTON AN DER SEITE DER NASE

Der Gebrauch von Brillen könnte die Ursache dafür sein. Um den schwarzen Fleck loszuwerden, massieren Sie die betroffene Stelle mit einer Mischung aus Kokosnuss- und Mandelöl. Wischen Sie sie nach 30 Minuten mit einem feuchten Wattebausch ab. Probieren Sie es ein paar Wochen lang aus.

4. UM DUNKLE AUGENRINGE LOSZUWERDEN

Um dunkle Augenringe loszuwerden, mischen Sie 1 Teelöffel Erdnussöl mit etwas Limettensaft und tragen Sie es täglich darunter auf.

Kapitel 20: Akne und Pickel bekämpfen; Natürliche Heilmittel

1. die   Behandlung von Pickeln

Verwenden Sie diese Kurzzeitbehandlung nur, wenn es nötig ist. Wenn Sie eine offene Wunde haben, sollten Sie sie von selbst abheilen lassen. Manchmal möchte man aber auch einfach nur, dass der Pickel sofort verschwindet. In ein oder zwei Tagen wird diese Lösung helfen, ihn zu beseitigen.

Was Sie brauchen: Backpulver, Honig und Zitronensaft.

Tragen Sie nach dem abendlichen Waschen des Gesichts eine kleine Menge Backpulver auf den Pickel auf und befeuchten Sie ihn mit Wasser, Honig oder Zitronensaft (falls gewünscht). Die Menge sollte ausreichen, um den Pickel zu verdecken. Kleben Sie ein kleines Pflaster darüber. Am nächsten Morgen sollte der Pickel viel weniger auffällig, wenn nicht sogar ganz verschwunden sein. Waschen Sie Ihr Gesicht und legen Sie dann einen Eiswürfel auf, um die Schwellung zu reduzieren, falls sie schlimmer wird. Um den Pickel loszuwerden, sind nur ein paar Nächte der Therapie nötig. Verwenden Sie Hamamelis, um die Stelle sauber zu halten.

Wenn es um Hautpflege geht, sind Teenager mit Akne die schlimmsten. Ein mit Pickeln übersätes Gesicht sieht unattraktiv aus. Pickel sehen nicht nur furchtbar aus, sie fühlen sich auch furchtbar an. Gelegentlich können sie zu Perforationen der Gesichtshaut führen. Teenager machen sich deswegen große Sorgen. Es gibt viele Produkte auf dem Markt, die behaupten, sie würden sofort heilen. Meistens sind die gekauften Produkte jedoch nicht sehr hilfreich. Manchmal haben sie auch negative Folgen. Sie schädigen unter anderem die Haut. Die Wahl eines vertrauenswürdigen Hausmittels gegen Akne ist zu diesem Zeitpunkt ganz normal. Sie wird keine negativen Auswirkungen haben, weil sie natürlich ist. Hier ist ein Hausmittel mit Tulsi und Neem-Blättern, das ganz natürlich ist.

Azadirachta indica Blatt Neem (Blätter und Früchte)

Es hat starke medizinische Eigenschaften. Es wird bei verschiedenen Hautproblemen eingesetzt. Wir brauchen hier einige neue Blätter. Nehmen Sie je nach Anlass fünf bis zehn Blätter.

Tulsi-Blatt (Ocimum tenuiflorum)

Tulsi wird auch zur Behandlung einer Reihe von Hautkrankheiten verwendet. In diesem Fall werden fünf Blätter benötigt. Wie man ein hausgemachtes Heilmittel für Pickel zubereitet:

Neem- und Tulsi-Blätter werden im Verhältnis 1:2 benötigt. Nehmen Sie fünf Blätter Neem und zehn Blätter Tulsi. Verwenden Sie dafür drei Neem- und sechs Tulsi-Blätter. Fügen Sie ein paar Tropfen Wasser hinzu und pürieren Sie die Blätter zu einer Paste.

Anwendung: Waschen Sie Ihr Gesicht gründlich mit Wasser. Entfernen Sie überschüssiges Wasser, indem Sie Ihr Gesicht abwischen. Tragen Sie die Paste nur auf die betroffenen Stellen auf. Großzügig auf die Pickel auftragen. Machen Sie sich keine Sorgen, auch wenn Sie vielleicht ein Brennen spüren. Nach zehn bis fünfzehn Minuten waschen Sie die Paste ab. Der Hauptbestandteil dieses Rezepts ist das Neem-Blatt. Wenn Sie keine Beschwerden haben, können Sie am nächsten Tag weitere Neem-Blätter verwenden. Aber am nächsten Tag müssen Sie weniger Neemblätter nehmen, wenn Sie sich unwohl fühlen. Gehen Sie folgendermaßen vor.

täglich fünf Tage lang und danach einmal alle drei bis vier Tage, bis die Pickel verschwinden. Dies ist ein sicheres und wirksames Hausmittel gegen Pickel.

Halten Sie Pickel und Akne unter Kontrolle.

Verhindern Sie, dass Akne Ihr Aussehen ruiniert. Verwenden Sie diese Tipps, um Pickel zu vermeiden.

1. Wechseln Sie alle vier bis fünf Tage Ihren Kopfkissenbezug aus. Die Investition in einen frischen, bakterienfreien Kopfkissenbezug kann Ausbrüche auf Ihrer Haut über Nacht verhindern.

2. Vermeiden Sie es, Ihr Gesicht zu berühren. Hören Sie auf, Ihr Gesicht krampfhaft zu berühren oder Ihren Unterkiefer häufig in die Handfläche zu legen. Schon kleine Mengen der Öle auf Ihren Händen können zu Ausbrüchen führen.

3. Wenn Sie schlafen gehen, binden Sie Ihr Haar zurück. Halten Sie Ihr langes Haar aus dem Gesicht, wenn Sie schlafen. Achten Sie darauf, dass Ihre Stirn frei von Haaren ist.

4. Ruh dich aus, meine Schöne. Da Stress zu Ausbrüchen führen kann, sollten Sie für ausreichend Schlaf und Entspannung sorgen.

5. Wenn Sie Verhütungsmittel verwenden (Frauen). Beachten Sie, dass bestimmte östrogenhaltige Verhütungsmittel Ausbrüche verursachen können. Bestimmen Sie, ob dies die beste Option für Sie ist.

6. Niemals auf Pickeln herumstochern oder daran herumzupfen. Das kann sich verschlimmern und irreversible Narben hinterlassen.

Kapitel 21: Beseitigung von dunklen Augenringen

Waschen Sie zuerst Ihre Augen. Wasser ist die ideale Reinigungslösung. Ein weiteres wirksames Augenreinigungsmittel ist frische Milch. Sie können einen sauberen Wattebausch, der in Milch getaucht wurde, auf Ihre Augen auftragen. Spritzen Sie sich in den Essenspausen bei der Arbeit sauberes Wasser in die Augen; das Wasser verbessert nicht nur die Sehschärfe, sondern lässt Ihre Augen auch sauber und erfrischt aussehen. Schneiden Sie eine Karotte fein und mischen Sie sie mit einem Klecks Honig. Nach dem Auftragen auf das ganze Gesicht sollten Sie 15 Minuten lang warten. Zehn bis fünfzehn Minuten später spülen Sie es mit Wasser ab. Sie können diese Anwendung wöchentlich durchführen.

Alle Hauttypen können es verwenden, um eine glatte, weiche Haut zu erhalten.

POREN IM GESICHT

Um das Erscheinungsbild offener Poren zu minimieren, probieren Sie dieses sehr einfache Mittel aus. Tragen Sie eine Mischung aus drei Teelöffeln Tomatenmark und einem Teelöffel Multani Mitti (Tonerde) auf die betroffenen Stellen auf und lassen Sie sie ein paar Wochen einwirken. Dies wird die Sichtbarkeit der Poren verringern.

HAARBEHANDLUNG FÜR NATÜRLICHEN GLANZ

Haben Sie krauses oder gewelltes Haar? Nimmt der Glanz Ihres Haares ab? Hat Ihr Haar seinen natürlichen Glanz verloren? Was auch immer die Ursache sein mag, Sie benötigen jetzt eine Haarkur, um Ihrem Haar Glanz und Leuchtkraft zurückzugeben. Sie könnten von einer feuchtigkeitsspendenden Maske profitieren, die Ihrem Haar mehr Glanz verleiht.

HAARBEHANDLUNG MIT AVOCADO-HAARMASKE

Nehmen Sie einen Esslöffel Olivenöl, einen Esslöffel Joghurt, eine halbe Avocado und eine halbe reife Banane. Mischen Sie alle Zutaten mit einem Mixer zu einer Paste. Geben Sie sie in Ihr Haar. Ziehen Sie eine Duschhaube auf und lassen Sie die Paste 20 Minuten einwirken. Waschen Sie es mit Wasser aus. Verwenden Sie ein mildes Shampoo, wenn Sie sich danach fühlen. Konditionieren Sie es am nächsten Tag. Avocado spendet nicht nur zusätzliche Feuchtigkeit, sondern eignet sich auch hervorragend als Tiefenkur für das Haar. Sie können diese Haarkur einmal alle sieben Tage anwenden.

ZUR BEHANDLUNG VON TROCKENEM HAAR

Zwei Teelöffel langer Pfeffer (Piper longum), zwei Teelöffel Bockshornkleesamen und ein paar Mohnsamen werden in Kuhmilch eingeweicht, gemahlen und auf das Haar aufgetragen. Um üppiges Haar zu erhalten, lassen Sie es zwanzig Minuten einwirken und spülen es dann aus.

AVOCADO-KAROTTEN-CREME-GESICHTSMASKE

Karotten und Avocados haben gesundheitliche Vorteile, die Sie alle kennen. Sie haben aber auch viele positive Auswirkungen auf Ihre Haut. Das Fruchtfleisch der Avocado nährt und macht die Haut glatt und glänzend. Karotten enthalten eine Substanz namens Beta-Carotin, die den Hautton aufhellen kann.

Zutaten: Eine gekochte und pürierte Karotte, fünf Esslöffel gekochte Haferflocken und eine pürierte Avocado.

WIE MAN EINE AVOCADO-KAROTTEN-CREME-GESICHTSMASKE RICHTIG ZUBEREITET.

Alle Zutaten in einen Mixer geben und verarbeiten, bis eine Paste entsteht. Falls erforderlich, fügen Sie ein wenig Wasser hinzu. Sie können die Maske jetzt verwenden.

Art der Anwendung: Reinigen Sie Ihr Gesicht mit normalem Wasser. Wickeln Sie dann die Maske um Ihr gesamtes Gesicht und Ihren Hals. Halten Sie den Bereich um die Augen aus. Lassen Sie die Maske nach 20 Minuten an der Luft trocknen und spülen Sie sie dann mit kaltem Wasser ab. Nachdem Sie dies einige Tage lang jeden Tag gemacht haben, können Sie es alle sieben Tage wiederholen. Das Ergebnis wird eine spürbare Veränderung des Aussehens Ihrer Haut sein.

PAPAYA-GESICHTSMASKE

Maske für das Gesicht Erfrischung mit Sandelholzpulver, Milch und Papaya.

Papaya verleiht der Haut einen subtilen Glanz und eine bleichende Wirkung. Milch verleiht der Gesichtshaut einen einzigartigen Glanz. Sandelholz unterstreicht die Schönheit Ihrer Haut. Alle sind biologisch.

Zutaten: 5 Teelöffel pürierte Papaya, 1 Teelöffel pulverisiertes Sandelholz und 3 Teelöffel Milchpulver.

Wie man eine Gesichtsmaske benutzt:

Mischen Sie das Milchpulver und das Sandelholzpulver mit einem Löffel gründlich unter die Papaya-Paste. Waschen Sie dann Ihr Gesicht mit normalem Wasser, tragen Sie die Maske auf und lassen Sie sie zehn bis fünfzehn Minuten einwirken. Danach spülen Sie sie mit kaltem Wasser ab. Das funktioniert bei jedem Hauttyp. Verwenden Sie jedoch Ihr bevorzugtes Öl, bevor Sie die Maske auftragen, wenn Ihre Haut sehr trocken ist. Einmal pro Woche reicht aus, um gute Ergebnisse zu erzielen. Verwenden Sie sie nicht, wenn Sie auf einen der Inhaltsstoffe allergisch sind.

Kapitel 22: Wie man Obst und Gemüse verwendet, um Hautprobleme zu heilen

1.   Zitronensaft-Peeling

Kombinieren Sie Kristallzucker, reinen Honig und Zitronensaft. Tragen Sie es mit Watte oder sauberen Fingern in kreisenden Bewegungen auf Ihr Gesicht auf. Dieses natürliche Peeling verleiht Ihrem Gesicht einen strahlenden Glanz, indem es abgestorbene Zellen entfernt. Sie können diese Mischung auch als Ganzkörper-Reinigungsmittel und für Ihre Lippen verwenden.

2.   Gurke

Ihr Teint wird sich verbessern, wenn Sie eine Paste aus Rohmilch und pürierter Gurke auftragen. Entfernen Sie die grüne Haut, schneiden Sie die Gurke in mundgerechte Stücke und zerdrücken Sie sie mit einer Gabel. Nachdem Sie die Paste etwa fünfzehn Minuten lang auf Ihre Haut aufgetragen haben, spülen Sie sie mit klarem Wasser ab. Außerdem macht es die Haut weich und beruhigt sie.

3.   Tomaten

In Tomaten sind Antioxidantien enthalten. Zerdrücken Sie zwei große Tomaten und tragen Sie sie gleichmäßig auf Ihr Gesicht auf, um eine faltenfreie Haut zu erhalten. Nach 20 Minuten mit kaltem Wasser abspülen, bis die Haut vollständig gereinigt ist. Auch für fettige Haut sind Tomaten hervorragend geeignet. Aufgrund ihrer adstringierenden und kühlenden Eigenschaften sind sie hervorragend für die Haut geeignet. Da sie von Natur aus säurehaltig sind, helfen sie, die Haut auszugleichen und überschüssiges Fett zu entfernen. Verteilen Sie das Tomatenfruchtfleisch gleichmäßig auf Ihrem Gesicht. Nach einer Trocknungszeit von 15 Minuten waschen Sie Ihr Gesicht mit warmem Wasser ab.

4.   Gurke und Zitrone zur Beseitigung von Hautunreinheiten

Mitesserentfernungen bei Gesichtsbehandlungen können schmerzhaft sein und hinterlassen oft dunkle Narben auf der Haut. Das können Sie jetzt vermeiden. Stellen Sie eine Paste aus gleichen Teilen Zitronensaft und Gurkensaft her, um einen gleichmäßigeren Hautton zu erzielen und Mitesser auf natürliche Weise zu entfernen (verwenden Sie einen Mixer, einen kleinen Mörser oder einfach eine Gabel). Tragen Sie diese Paste vor dem Bad auf Hals und Gesicht auf. Geben Sie ihr mindestens zehn Minuten Zeit, um in Ihre Haut einzuziehen. Eine regelmäßige Anwendung führt zu einem helleren Hautton und weniger Mitessern.

5.   Dem Wasser und dem Schlaf gerecht werden

Wasser und erholsamer Schlaf sind natürliche Schönmacher für das Gesicht. Damit sich die Haut regenerieren und geschädigtes Gewebe reparieren kann, sind drei Liter Wasser und sechs bis acht Stunden Schlaf pro Tag notwendig. Beschäftigen Sie sich mit angenehmen Aktivitäten, um Stress abzubauen und die Wahrscheinlichkeit von stressbedingten Akneausbrüchen zu verringern.

Kapitel 23: 8 natürliche Methoden für attraktive Augen

Die Augen sind der offensichtlichste Indikator für die Persönlichkeit eines Menschen. Unabhängig von der Größe Ihrer Augen können müde und geschwollene Augen Ihre Persönlichkeit beeinträchtigen, während attraktive, funkelnde Augen sie verbessern können, indem sie Sie fesselnd aussehen lassen. Es ist nicht nötig, viel Geld für chemische Produkte auszugeben, um wunderschöne und faszinierende Augen zu haben; stattdessen können Sie dieses Aussehen mit den folgenden Tipps erreichen.

1. Waschen Sie zuerst Ihre Augen. Wasser ist die ideale Reinigungslösung. Ein weiteres wirksames Augenreinigungsmittel ist frische Milch. Tragen Sie die Milch auf Ihre Augen auf, nachdem Sie einen sauberen Wattebausch in sie getaucht haben.

2. Das Strahlen der Augen kann mit ein oder zwei Tropfen reinem Rosenwasser verstärkt werden.

3. Ausreichend Schlaf: Ihre Augen brauchen jede Nacht mindestens 6 bis 8 Stunden Schlaf.

4. Um die Dichte Ihrer Wimpern und Augenbrauen zu erhalten und Ihren Augen ein schönes Aussehen zu verleihen, können Sie sie mit Glycerin massieren.

5. Setzen Sie eine Sonnenbrille auf, um Ihre Augen vor den schädlichen Sonnenstrahlen zu schützen.

6. Achten Sie auf eine Ernährung, die reich an den Vitaminen A, C und E ist. Verzehren Sie Zitrusfrüchte, grünes Gemüse und Milchprodukte, die Kalzium enthalten.

7. Gönnen Sie Ihren Augen hin und wieder einen erfrischenden Spritzer reines Wasser, damit sie nicht nur besser sehen, sondern auch frisch aussehen.

8. Um die dunklen Augenringe loszuwerden, schneiden Sie eine Gurke. Dunkle Ringe unter den Augen werden durch

Gurken entfernt. Die Haut unter den Augen wird weniger trocken und Rötungen werden reduziert, wenn Gurke verwendet wird, um dunkle Kreise zu entfernen. Tragen Sie im Liegen dünne Scheiben von ausschließlich natürlichen Produkten auf Ihren Rücken auf, um Gurkenscheiben aufzutragen. Ihr bevorzugtes Öl ist Wildrose.

Kapitel 24: Wie man Mitesser im Gesicht und in der Nase auf natürliche Weise loswird.

Die winzigen, dunklen Flecken, die sich auf der Hautoberfläche bilden, werden als Mitesser bezeichnet. Verstopfungen in den Haarfollikeln der Haut, die als Mitesser bekannt sind, werden durch Talg, eine ölige Substanz, und Hautreste oder Keratin verursacht. Teenager mit fettiger Haut haben häufig mit Mitessern zu kämpfen, die vor allem im Gesicht und auf der Nase auftreten. Bevor Bakterien in die verstopften Poren eindringen, werden Mitesser als Akne des ersten Stadiums bezeichnet.

URSACHEN VON MITESSERN

- Kosmetika
- Rauchen
- Stress
- Alkohol
- Koffein.
- Hormonelle Veränderungen
- Vererbung
- Unreine Haut

NATÜRLICHE WEGE ZUR BESEITIGUNG VON MITESSERN

1. Tomaten haben natürliche antibakterielle Eigenschaften, die zum Austrocknen von Mitessern beitragen. Nehmen Sie vor dem Schlafengehen eine kleine Tomate, schälen und zerdrücken Sie sie, und tragen Sie sie auf die Mitesser auf. Nach dem Aufwachen spülen Sie Ihr Gesicht mit lauwarmem Wasser ab, nachdem Sie es über Nacht einwirken ließen.

2. Zitrone ist ein weiteres natürliches Mittel, das bei der Behandlung von Mitessern wirksam ist. Mischen Sie Salz und einige Tropfen Zitronensaft in einer Schüssel und rühren Sie gut um. Nachdem Sie Ihr Gesicht mit warmem Wasser gewaschen haben, tragen Sie die Mischung auf die Mitesser auf. Spülen Sie Ihr Gesicht nach 20 Minuten noch einmal mit warmem Wasser ab.

3. Waschen Sie Ihr Gesicht sanft mit warmem Wasser, nachdem Sie die Zahnpasta fünfundzwanzig Minuten lang auf den Mitessern einwirken lassen haben. Verwenden Sie diese Lösung jeden Tag für zwei Wochen, um Mitesser loszuwerden.

4. Die heilenden Eigenschaften des Honigs sind besonders wirksam bei Mitessern und fettiger Haut. Nach einer Viertelstunde spülen Sie die betroffene Stelle mit warmem Wasser ab und tragen erneut Honig auf.

5. Stellen Sie eine Paste her, indem Sie Wasser und Backpulver mischen. Tragen Sie die Paste vorsichtig auf die betroffene Stelle auf, lassen Sie sie kurz trocknen und waschen Sie sie dann mit warmem Wasser ab, um das Öl und den Schmutz, die Mitesser verursachen, loszuwerden.

6. Joghurt und Haferflocken sind gut für die Haut und können helfen, Mitesser loszuwerden. Um eine Paste herzustellen, mischen Sie 2 Esslöffel Haferflocken mit 3 Esslöffeln Joghurt, je 1 Esslöffel Zitronensaft und

Olivenöl und verrühren alles miteinander. Tragen Sie die Mischung auf Ihr Gesicht auf, lassen Sie sie zehn bis fünfzehn Minuten einwirken und waschen Sie sie dann mit kaltem Wasser ab.

7. Rohe Eier sind ein hervorragendes Hausmittel gegen Mitesser. Mischen Sie ein oder zwei Eiweiß mit einem Löffel Honig. Tragen Sie diese Mischung auf die Stelle auf, an der sich der Mitesser befindet, lassen Sie sie 30 Minuten einwirken und waschen Sie sie dann mit warmem Wasser ab.

8. Mischen Sie Limettensaft und Zimtpulver zu gleichen Teilen, um eine dicke Paste herzustellen. Tragen Sie die Paste auf die betroffenen Gesichtspartien auf, lassen Sie sie über Nacht einwirken und waschen Sie sie am nächsten Morgen mit warmem Wasser ab.

MITESSERENTFERNUNG

Mitesser können auch auf andere Weise manuell entfernt werden. Dies ist eine sehr einfache Technik zur Entfernung von Mitessern. Tragen Sie eine Mischung aus weißem Kampfer und Minzblattpaste ausschließlich auf die betroffene Stelle auf. Nach zehn bis fünfzehn Minuten wischen Sie sie mit einem feuchten Wattebausch vorsichtig ab. Seien Sie vorsichtig, wenn Sie sehr empfindliche Haut haben, da dies Brennen oder Jucken verursachen kann.

Kapitel 25: 10 natürliche Wege, um starke Menstruationsblutungen zu stoppen

Übermäßige Menstruationsblutungen können durch Anomalien der Gebärmutterschleimhaut, unregelmäßige Blutgerinnung und hormonelle Störungen verursacht werden. Heranwachsende Mädchen mit Hormonstörungen und Frauen, die sich der Menopause nähern, haben häufig starke Blutungen während des Menstruationszyklus. Eine Menorrhagie oder übermäßige Blutung liegt vor, wenn der Zyklus länger als eine Woche dauert oder Sie alle paar Stunden die Binde wechseln müssen. Wenn der Zustand schwerwiegend ist, müssen Sie einen Gynäkologen oder Arzt aufsuchen, aber Sie können dieses Problem auch mit natürlichen Heilmitteln behandeln.

1. Eine Bananenblüte ist ein hervorragendes Mittel bei starken Blutungen. Um die Menge an Progesteron zu erhöhen und die Blutung zu reduzieren, kochen Sie eine Bananenblüte mit einer Tasse frischem Quark.

2. Die Menstruationsblutung wird durch Koriandersamen stark reduziert. Kochen Sie zwei Tassen (oder etwa 200 ml) Wasser mit 20 Gramm Koriandersamen auf. Sobald das Wasser auf ein Viertel seines ursprünglichen Volumens reduziert ist, lassen Sie es abkühlen.

3. Rinde von Mangos: Zur Behandlung von starken Blutungen wirkt eine Lösung aus 10 Millilitern Mangorinden-Flüssigextrakt und 139 Millilitern Wasser Wunder. Nehmen Sie jede Stunde einen Teelöffel dieser Mischung ein. Ein natürliches

Hausmittel gegen starke Menstruationsblutungen ist der Saft der frischen Mangorinde.

4. Magnesium hilft dabei, den Blutverlust während der Menstruation zu verringern. Um starke Menstruationsblutungen zu behandeln, muss eine magnesiumreiche Ernährung mit Lebensmitteln wie Sesamsamen, Wassermelonenkernen, Hafer, Kakao, Kürbis und Kürbis verzehrt werden.

5. Zu den Kräutertees, die den Heilungsprozess unterstützen, gehört Kamillentee.

6. Ingwer ist sehr hilfreich, um starke Blutungen zu lindern. Ein Aufguss, der durch Zerkleinern und kurzes Kochen von Ingwer in Wasser zubereitet wird, kann den Menstruationsfluss stoppen und Trost spenden. Der Aufguss kann mit Zucker oder Honig gesüßt werden, um seinen Geschmack zu verbessern. Sie können diesen Aufguss nach jeder Mahlzeit zu sich nehmen.

7. Starke Blutungen können mit Senfkörnern wirksam verhindert werden. Mahlen Sie 40 Gramm Senfkörner trocken zu einem feinen Pulver. Um starke Blutungen zu lindern, nehmen Sie zweimal täglich zwei Gramm Senfsamenpulver mit Milch vermischt ein, entweder vor oder während Ihrer Periode. Es eignet sich gut als Hausmittel gegen starke Menstruationsblutungen.

8. Übergießen Sie eine Tasse kochendes Wasser mit einem halben Teelöffel gemahlenem Zimt. Eines der besten natürlichen Heilmittel gegen starke Blutungen ist der Verzehr von Zimt. Wenn Sie Ihren starken Menstruationszyklus in den Griff

bekommen wollen, können Sie auch Zimttee trinken.

9.   Es ist auch bekannt, dass Petersiliensaft starke Blutungen stoppen kann.

10.   Nehmen Sie auf nüchternen Magen ein bis zwei Esslöffel Stachelbeersaft mit Honig vermischt ein.

ANDERE DINGE, DIE SIE TUN SOLLTEN

- Um dem Körper zu helfen, sich von Giftstoffen zu befreien, sollten Sie täglich drei Liter Wasser trinken.
- Eisenhaltige Lebensmittel sind ein gutes Mittel gegen das Problem.
- Vermeiden Sie anstrengende oder schwere körperliche Aktivitäten, während Sie krank sind.
- Essen Sie nichts Würziges oder Scharfes.
- Verzichten Sie auf raffinierte Lebensmittel wie Alkohol, Süßigkeiten und Zucker.

Kapitel 26: Der beste Weg, um Menstruationsperioden zu verschieben, die immer pünktlich sind

Aus verschiedenen Gründen, z. B. wenn Sie viel Zeit außer Haus verbringen, können Sie den Beginn Ihrer Periode um einige Tage verschieben. Versuchen Sie, geröstete Kichererbsen zu essen, um das Einsetzen Ihrer Periode für eine kurze Zeit hinauszuzögern. Wenn Sie morgens als erstes eine kleine Menge Dal essen, können Sie Ihre Periode um drei oder vier Tage hinauszögern. Sie sollten den Beginn Ihrer Periode mindestens fünf Tage im Voraus abwarten. Dies muss unbedingt ohne Unterbrechung geschehen. Sie müssen darauf achten, dass Sie keinen einzigen Arbeitstag versäumen.

Kapitel 27: Einige nützliche Tipps zur natürlichen Augenpflege

Dunkle Ringe, die die Augen umgeben

"Dunkle Augenringe" treten bei beiden Geschlechtern auf, sind aber bei Frauen stärker ausgeprägt und lassen die Menschen alt und hässlich aussehen.

Die Ursachen:

- Äußerst angespannte Bedingungen
- Arbeiten bis spät in die Nacht
- Schlafmangel.

Dunkle Augenringe entstehen, weil die Haut unter den Augen der dünnste und empfindlichste Teil unserer Haut ist und kein Fett speichert. Überarbeitung, schlechte Ernährung und Schlafmangel lassen die Muskeln in dieser Haut ermüden, was zu Falten und dunklen Tränensäcken unter den Augen führt.

11 WEGE, UM DUNKLE AUGENRINGE ZU ENTFERNEN.

1. Gurkenscheiben lindern Rötungen der Augen und dunkle Ringe unter den Augen. Sie lindern auch die Trockenheit der Haut unter den Augen. Legen Sie dünne Gurkenscheiben auf Ihre Augenlider und achten Sie darauf, dass die Scheiben die Haut unter den Augen berühren, während Sie flach auf dem Rücken liegen. Nehmen Sie sie nach zehn Minuten wieder ab. Ihre Augen sollten niemals mit Gurkenwasser in Berührung kommen.

2. Die Hälfte der Gurke und eine mittelgroße Kartoffel schälen und in dünne Scheiben schneiden. Einen Esslöffel Zitronensaft und einen halben Teelöffel Kurkumapulver hinzugeben. Alle Zutaten sollten in einem Mixer oder einer Mühle zu einer dicken Paste verarbeitet werden. Tragen Sie diese Paste so bald wie möglich auf Ihre Augenringe auf, lassen Sie sie fünfzehn Minuten einwirken und waschen Sie sie dann mit Wasser ab. Um sofortige Ergebnisse zu erzielen, vergessen Sie nicht, vor dem Schlafengehen Mandelöl auf Ihre Augenringe aufzutragen.

3. Honig und Mandelöl kombiniert: Tragen Sie es jeden Abend vor dem Schlafengehen auf die betroffene Stelle auf. Eine spürbare Veränderung wird sich erst nach zwei bis drei Wochen einstellen.

4. Die Verwendung von Teebeuteln verringert das Auftreten von Augenringen, weil das darin enthaltene Koffein die Wülste unter den Augen reduziert. Verwenden Sie einen alten Teebeutel, aber bevor Sie ihn zehn Minuten oder länger auf die Augen legen, vergewissern Sie sich, dass er

abgekühlt ist. Aber Vorsicht: Lassen Sie kein Teewasser in Ihre Augen gelangen.

5. Pürieren Sie einige frische Minzblätter mit ein paar Tropfen Limettensaft. Wenn die Mischung jeden Tag zehn bis fünfzehn Minuten lang auf die Augen und die Augenringe aufgetragen wird, sollte sie in zwei bis drei Wochen erste Ergebnisse zeigen.

6. Legen Sie ein mit heißem Wasser getränktes Tuch für fünf bis zehn Minuten auf die betroffenen Stellen. Lassen Sie ein anderes Tuch in kaltem Wasser einweichen, bevor Sie es für die gleiche Zeit auf Ihre Augenringe legen. Danach tupfen Sie etwas Mandelöl unter die Augenringe.

7. Vermeiden Sie das Rauchen, denn es verschlechtert nicht nur Ihre Sehkraft, sondern führt auch dazu, dass sich die Blutgefäße verengen, beschädigt werden und der Blutdurchfluss erschwert wird. Dies gilt insbesondere für die Blutkapillaren unter den Augen, die so dünn und empfindlich sind, dass es für das Blut schwierig ist, sie zu passieren, wenn sie durch übermäßiges Rauchen verengt sind.

8. Rosenwasser gilt als natürliches Kühlmittel des Körpers und wirkt Wunder bei der Entfernung dunkler Augenringe. Mit einem Wattebausch, der in zwei bis drei Tropfen Rosenwasser getaucht ist, sollte man die betroffene Augenpartie fünf bis sechs Minuten lang sanft massieren. Das Ergebnis wird in zwei bis drei Wochen sichtbar sein.

9. Außerdem gilt Kartoffelsaft als sehr erfolgreich bei der Behandlung dunkler Augenringe. Legen Sie in Kartoffelsaft getränkte Wattebällchen fünfzehn

Minuten lang auf die dunklen Ringe. Halten Sie Ihre Augen während der gesamten Zeit geschlossen.

10. Verzehren Sie Obst, das reich an Antioxidantien ist. Essen Sie mehr Obst und Gemüse mit hohem Vitamin-C-Gehalt, z. B. Orangen, Ananas, Äpfel, Limetten, Guaven, Zitronen, Papaya, Erdbeeren, Brokkoli, Tomaten, Rosenkohl, Kohl, Kartoffeln, Grünkohl, Spinat (Palak) und Brunnenkresse.

11. Nehmen Sie viel Wasser als wichtigen Bestandteil Ihrer Ernährung zu sich. Trinken Sie jeden Tag mindestens drei Liter Wasser, da es hilft, Abfallstoffe aus dem Körper zu spülen und die Augen klar zu halten. Versuchen Sie, neben Wasser auch Tomaten-, Karotten- und Minzsäfte zu trinken, da diese ebenfalls als die besten Mittel gegen dunkle Augenringe gelten.

Kapitel 28: Kräuter für heilende Augenspülungen

Ringelblume

Bei äußerlicher und innerlicher Anwendung können die antiviralen und antibakteriellen Eigenschaften der Ringelblumenblüten sehr wirksam sein. Verwenden Sie einen mit warmem Wasser vermischten Ringelblumenaufguss als Augenspülung, wenn Sie allergische oder konjunktivitisbedingte Entzündungen oder Reizungen in Ihren Augen haben. Die Ringelblume ist eines der mildesten Kräuter auf dem Markt, so dass sie empfindliche Haut oder Augen nicht reizt.

Gelbwurzel

Gold hat starke antibakterielle und entzündungshemmende Eigenschaften. Das Herpes-simplex-Virus in den Augen kann mit seinem Hauptbestandteil, dem Berberin, wirksam behandelt werden. Es eignet sich gut als Augenspülung bei Bindehautentzündungen und Stichen. Außerdem ist sie ein Ersatz für handelsübliche Augentropfen, die gereizte oder müde Augen lindern und beruhigen. Wenn Sie die Goldwurzel als Augenspülung verwenden, sollten Sie mit einer schwachen Lösung beginnen, um Ihre Augen nicht zu reizen. Mischen Sie Goldsalbe und Wasser, um eine Tinktur herzustellen; verwenden Sie mehr Wasser als Goldsalbe.

Koriander

Ein weiteres Kraut mit vielen therapeutischen Anwendungen, das sich gut als Augenspülung eignet, ist Koriander. Zur Linderung von Augenschmerzen und -reizungen im Zusammenhang mit Bindehautentzündungen wird getrockneter Koriander empfohlen. Er hilft, Schwellungen und Schmerzen zu lindern. Mischen Sie etwas warmes Wasser und getrockneten Koriander (je frischer, desto besser), um eine Augenspülung herzustellen.

Kapitel 29: Natürliche Schönheitsgeheimnisse aus anderen Ländern

Überall auf der Welt verwenden Frauen ihre eigenen natürlichen Schönheitsprodukte und regionalen Geheimnisse.

AUS PORTUGAL

Kurkuma ist ein natürlicher Schönheitsinhaltsstoff. Sie ist nicht nur ein fantastisches Schönheitsprodukt, sondern hat auch unglaubliche heilende Eigenschaften. Gesichtsmaske mit Kurkuma: Stellen Sie eine Paste aus Mehl, Milch, Kurkuma und Honig her. Tragen Sie eine dünne Schicht der Mischung auf Ihr Gesicht auf, lassen Sie sie zwanzig Minuten lang trocknen und spülen Sie sie dann unter der Dusche ab.

Die bestgehüteten Schönheitsgeheimnisse des Landes sind die schöne Küste, die die Seele beruhigt, das fantastische Wetter, das für Vitamin D und einen strahlenden Teint sorgt, und die köstlichen portugiesischen Rotweine. Ein Grundpfeiler der gesunden Ernährung ist die Mittelmeerdiät, die viel Grünzeug, Fisch, Orangen, Äpfel, Knoblauch und Olivenöl enthält.

AUS KOREA

Natürlicher Schönheitsinhaltsstoff: Wenn die Haut von Mädchen trocken wird, massieren sie sie mit Gurken. Es ist ganz einfach: Sie schneiden einfach dünne Gurkenscheiben und tragen sie auf das saubere Gesicht auf. Die Haut wird dadurch geschmeidig.

AUS DEN USA

Kokosnussöl ist ein natürlicher Schönheitsmittelwirkstoff. Sie verwenden es für die Aufhellung von Zähnen, Haut und Haaren. Das bestgehütete Schönheitsgeheimnis unserer Nation ist nicht besonders US-spezifisch - Wasser zu trinken ist der Eckpfeiler jeder Schönheitskur.

"Grünkohl ist ein Grundnahrungsmittel für eine gesunde Ernährung.

Schlussfolgerung

Jeder Aspekt unseres Lebens wird mehr und mehr künstlich. Wir haben keinen Respekt mehr vor der natürlichen Welt. Die Menschen glauben, es gäbe keine einfachen, kostengünstigen natürlichen Schönheitstechniken. Wir probieren jedes Produkt aus, das uns angeblich attraktiver machen soll. Es sollte nicht überraschen, dass die nigerianische Schönheitsindustrie Milliarden von Naira wert ist. Eine britische Studie hat ergeben, dass Frauen weit über ein Jahr ihres Lebens Schönheitsprodukte und Make-up verwenden, die unregulierte giftige Chemikalien enthalten. Es scheint, als würde jeder sagen, dass wir nur dann schön sein können, wenn wir viel Zeit und Geld investieren und unsere Gesundheit riskieren - aber das ist nicht wahr. Um schön zu sein, muss man nicht viel Geld für Lotionen ausgeben. Der Sinn der Schönheit besteht darin, das wahre Selbst zu enthüllen, und nicht darin, es hinter Kosmetika zu verstecken. Es ist möglich, sich in seinem Körper wohler zu fühlen und ihn auf vielfältige Weise zu schätzen, und das für sehr wenig oder gar kein Geld. Sie können auch mit ein paar einfachen natürlichen Schönheitsgewohnheiten und einer gesunden Ernährung besser aussehen. In diesem Buch finden Sie Hunderte solcher Ideen für die Schönheit. Sie sind einfach. Sie sind alle organisch. machen Sie attraktiver.

www.ingramcontent.com/pod-product-compliance
Lightning Source LLC
Chambersburg PA
CBHW080916260726
48661CB00009B/3681